饮用水微生物学
实用手册

英国环境署　著

赵旭坤　等　译

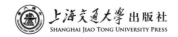

上海交通大学出版社

SHANGHAI JIAO TONG UNIVERSITY PRESS

内容提要

　　本书翻译自英国环境署发布的关于水中微生物检测的三个文件。本书分为三个部分：水质与公共卫生、采样操作与程序以及实验室检测规范与程序。在水质与公共卫生部分，主要内容为微生物检测目标与范围、水质微生物指标、水中常见病原体、介水传播疾病的爆发及其预防等，阐明了水质检测的宏观概念，并帮助读者深刻理解检测的目的和意义。在采样操作与程序部分，主要内容为采样方案设计、样品容器、采样程序以及微生物采样位置，给出系统、详细的指导方案。在实验室检测规范与程序部分，全面介绍了实验室质量管理体系、实验室人员、实验室环境、实验室设备、实验室使用的材料与技术、分析技术以及质量控制，全面帮助实验室做好管理工作，提升实验室检测水平。本书内容全面、详细，可作为广大水质工作者的实用手册，也可供环境专业学生以及水处理方面的研究人员阅读和参考。

图书在版编目(CIP)数据

　　饮用水微生物学实用手册/英国环境署著；赵旭坤
等译. —上海：上海交通大学出版社，2023.3
　　书名原文：The Microbiology of Drinking Water
　　ISBN 978 - 7 - 313 - 26536 - 4

　　Ⅰ.①饮…　Ⅱ.①英…②赵…　Ⅲ.①饮用水-水质
监测-微生物检定-手册　Ⅳ.①R123.1-62

　　中国版本图书馆 CIP 数据核字(2022)第 007812 号

This book originates from the three booklets below by Environment Agency
The Microbiology of Drinking Water(2002)—Part 1—Water Quality and Public Health
The Microbiology of Drinking Water(2010)—Part 2—Practices and Procedures for Sampling
The Microbiology of Water and Associated Materials (2017)—Practices and Procedures for Laboratories
Copyright © 2002，2010，2017 by Environment Agency
All rights reserved.

饮用水微生物学实用手册
YINYONGSHUI WEISHENGWUXUE SHIYONG SHOUCE

著　者：英国环境署		译　者：赵旭坤 等	
出版发行：上海交通大学出版社		地　址：上海市番禺路 951 号	
邮政编码：200030		电　话：021 - 64071208	
印　制：上海新艺印刷有限公司		经　销：全国新华书店	
开　本：710mm×1000mm　1/16		印　张：14.5	
字　数：222 千字			
版　次：2023 年 3 月第 1 版		印　次：2023 年 3 月第 1 次印刷	
书　号：ISBN 978 - 7 - 313 - 26536 - 4			
定　价：78.00 元			

版权所有　侵权必究
告读者：如发现本书有印装质量问题请与印刷厂质量科联系
联系电话：021 - 33854186

译者编委会

主　译

　　赵旭坤　爱德士缅因生物制品贸易（上海）有限公司

翻　译（按姓氏笔画排序）

　　卜庆伟　山东省水利科学研究院

　　于　喆　济南水务集团有限公司

　　弓跃华　国家城市供水水质监测网太原监测站

　　马福成　爱德士缅因生物制品贸易（上海）有限公司

　　王莉莉　国家城市供水水质监测网南宁监测站

　　王晋宇　苏州苏水环境监测服务有限公司

　　王晓丹　爱德士缅因生物制品贸易（上海）有限公司

　　王晓捷　银川市供水水质监测研究所

　　王　舒　国家城市供水水质监测网沈阳监测站

　　尤　为　南京水务集团有限公司

　　申　艳　国家城市供水水质监测网昆明监测站

　　刘丁心　南京水务集团有限公司

　　刘君豪　台湾大学医学院医学检验暨生物技术学系

　　孙　杰　上海城市水资源开发利用国家工程中心有限公司

　　杨石红　国家城市供水水质监测网昆明监测站

　　余　梅　国家城市供水水质监测网昆明监测站

　　谷郑昕　国家城市供水水质监测网昆明监测站

　　张　岚　中国疾病预防控制中心环境与健康相关产品安全所

　　张作阳　哈尔滨供水集团有限责任公司

　　张保祥　山东省水利科学研究院

　　张彦菊　济南水务集团有限公司

　　张　晓　中国疾病预防控制中心环境与健康相关产品安全所

　　张凌晓　山东省水利科学研究院

　　张　敏　国家城市供水水质监测网太原监测站

　　张　颖　国家城市供水水质监测网武汉监测站

　　张　霄　国家城市供水水质监测网昆明监测站

陈文祥　台湾自来水公司
陈丽芬　国家城市供水水质监测网广州监测站
陈林吉　爱德士缅因生物制品贸易(上海)有限公司
陈玲瑚　苏州苏水环境监测服务有限公司
陈侯清　国家城市供水水质监测网昆明监测站
陈　智　武汉市疾病预防控制中心
周　正　爱德士缅因生物制品贸易(上海)有限公司
周梦璇　国家城市供水水质监测网武汉监测站
赵成曦　国家城市供水水质监测网石家庄监测站
赵　鉴　上海市供水调度监测中心
柳志杰　湖北工业大学
施　俭　上海市供水调度监测中心
袁秋红　重庆市水利投资(集团)有限公司
袁　野　南京水务集团有限公司
桂　萍　中国城市规划设计研究院
贾瑞宝　山东省城市供排水水质监测中心
翁国永　台州市城乡自来水有限公司
翁馨妍　上海城市水资源开发利用国家工程中心有限公司
郭文平　山东省水利科学研究院
郭志宇　苏州苏水环境监测服务有限公司
龚清沁　上海市供水调度监测中心
崔晓波　国家城市供水水质监测网太原监测站
逯南南　山东省城市供排水水质监测中心
葛云思　上海市供水调度监测中心
蒋增辉　上海纺织建筑设计研究院有限公司
韩敏奇　上海市供水调度监测中心
嵇志远　杭州科谱环境检测技术有限公司
路　峰　南京水务集团有限公司
鲍　洁　国家城市供水水质监测网武汉监测站
黎　阳　国家城市供水水质监测网昆明监测站
魏幼姝　国家城市供水水质监测网昆明监测站

译 者 前 言

水是生命之源、生态之基、生产之要。世界卫生组织（WHO）制定的《饮用水水质准则》（*Guidelines for Drinking Water Quality*）中强调了"与饮用水相关的最常见、最普遍的健康风险是微生物污染，对其的控制必须始终放在最重要的位置，绝不能妥协"。而这也是中国强调把生物安全纳入国家安全体系，发布《中华人民共和国生物安全法》的重要目的之一。

距世界上第一座自来水厂建成已有一个多世纪，但纵观全球，水中微生物污染事件仍时有发生。混凝、沉淀、吸附、过滤、消毒、输送、储存……制水的每个环节都可以去除微生物，但只要条件适合，微生物又会伺机繁殖，如何有效控制微生物污染，是一条任重道远的探索之路。分布不均、培养耗时、容易污染、鉴别烦琐、结果滞后是微生物检测的特性，各实验室遵循的检测步骤或细节不统一，以及检测水平的参差不齐，限制了饮用水微生物检测行业的整体水平。学习、实践、变革，是循序渐进提升的法则。

非常有幸能研习并翻译英国环境署发布的关于饮用水中微生物检测的系列文件——*The Microbiology of Drinking Water*。该系列文件由英国环境署编写。我们希望通过研读国外的经典检测规范，反思、总结，并且立足于实践，帮助实验室提升能力，推动微生物检测行业的发展。

本书包含三个部分，分别对应英国环境署发布的系列文件中最基础且实用的 3 个文件：① *The Microbiology of Drinking Water*（2002）—*Part 1*—*Water Quality and Public Health*；② *The Microbiology of Drinking Water*（2010）—*Part 2*—*Practices and Procedures for Sampling*；③ *The Microbiology of Water and Associated Materials*（2017）—*Practices and*

Procedures for Laboratories。

本书三个部分的主要内容如下。

第一部分为"水质与公共卫生"，主要涉及水质与公共卫生的目标和范围，明确特定水源进行微生物检测的重要意义，同时对介水传播疾病的爆发以及预防进行了介绍。

第二部分为"采样操作与程序"，旨在为饮用水、地下水、河水和海水、废水和污水以及淤泥、沉积物和生物群的采样和分析提供指导。详细介绍了微生物检测的采样规范和程序，包含确保采样人员安全应考虑的事项以及确保所取水样和提交给实验室的水样能代表所抽取水体的整体情况所需要了解的细节。

第三部分为"实验室检测规范与程序"，详细介绍了水和其他相关材料微生物检测的实验室应用规范和程序，旨在帮助实验室建立和保持良好的质量管理体系，本部分内容包含质量管理体系的基本要求以及设备和材料的要求，以保证对水和相关物质进行可靠的分析。

特别感谢参与翻译工作的各单位为本书的顺利翻译和出版付出的努力。由于本书涉及的专业术语较多，为保证其与国内实际应用接轨，提升本书的专业性，确保翻译的质量，译者完成翻译工作后，特别联合爱德士微生物技术与研究共建实验室等对本书翻译内容进行分章节审核和校对。特别鸣谢中国疾病预防控制中心环境与健康相关产品安全所水质与健康监测室张岚主任，以及中国城市规划设计研究院城镇水务与工程研究分院桂萍副总工程师对本书进行的整体校对。特别感谢湖北工业大学柳志杰博士参与了本书的统稿工作。特别感谢上海交通大学出版社编辑杨迎春和黄灵对本书出版的悉心指导。

最后，由衷感谢爱德士缅因生物制品贸易（上海）有限公司亚洲区水质总经理陈林吉先生对本书出版的大力支持。

由于译者的水平有限，书中可能存在不足之处，敬请广大读者批评指正。

全体译者

2021 年 12 月

目　录

◆ 第二部分　采样操作与程序 ◆

◆ 第三部分　实验室检测规范与程序 ◆

水质与公共卫生

　　至少从罗马时代开始,人类就认识到提供健康饮用水的重要性,并在19世纪取得了重大进展。随着时间的推移,人类对于健康饮用水的知识、理解和实践不断发展,这也对公共卫生产生了重大益处。提供安全的饮用水是通过防止介水传播疾病来改善人类健康的最重要的步骤之一,维持充足、健康的饮用水供应是一项复杂的任务,这需要许多学科的人员在其中发挥作用。本书第一部分旨在为这些人员提供帮助,以确保供应健康的饮用水。

　　第一份关于"供水细菌学检查"的报告在英国卫生部(Ministry of Health)公共卫生和医学主题的系列出版物中作为报告71发表。这份报告是由英国卫生部于1934年由托马斯·卡恩沃思(Thomas Carnworth)博士,在亚历山大·休斯敦(Alexander Houston)爵士、利斯特预防医学研究所(Lister Institute of Preventive Medicine)、伦敦卫生与热带医学学院(London School of Hygiene and Tropical Medicine)和各县的公共卫生实验室的协助下编制完成。该报告于1939年进行了修订。1956年,英国公共卫生实验室负责修订该报告。1973年,英国环境部(Department of the Environment, DOE)开始全面负责水循环事务,并成立了分析员常设委员会(Standing Committee of Analysts, SCA),负责审查和更新英国推荐的水质检测方法。因此,1983年发行的第五版是由SCA主办,由英国环境部、卫生与社会保障部和公共卫生实验室联合出版。

20世纪90年代初期,水工业发生变化之后,SCA对报告进行了进一步修订,并将其命名为《饮用水微生物学1994—第1部分—饮用水》(*The Microbiology of Water 1994—Part 1—Drinking Water*),这是第一份全面涉及水的微生物学的出版物。第二份文件《娱乐和环境水的微生物学》(*The Microbiology of Recreational and Environmental Water*)于2000年出版。

1998年底通过的涉及人类饮用水质量的《欧洲共同体指令》(European Community Directive)修订版[1]要求英国制定新的水质法规。这些规定以及采样和分析技术的迅速发展,也意味着需要对指南进行进一步修订。修订后的指南启用了新格式,以便将来可以将新方法和程序更改、合并到单独的部分中,而无须修订整个文档。

修订版以《饮用水微生物学》(*The Microbiology of Drinking Water*)为题,以一系列文件的形式出版,旨在提供与饮用水供应有关的微生物学方面的一般建议和指导,以及检测方法的详细信息。通过定期监测和遵守包括之前版本中的指南,英国供水的微生物安全得到了很大程度的保证。希望新版《饮用水微生物学》不仅在英国,在国际上也能发挥作用。

持续供应安全、健康的饮用水需要来自许多不同学科和组织的个人的贡献,包括以下几类人员:

(1)自来水公司内负责与饮用水处理和供应有关的工程和运营活动以及实验室分析和质量评估的所有人员;

(2)负责公共卫生的人员,例如英格兰和威尔士的传染病控制顾问、苏格兰的公共卫生医学顾问和地方政府环境卫生官员;

(3)医院和公共卫生实验室服务的微生物学家和公共分析人员;

(4)传染病监测中心和苏格兰环境卫生调查中心的流行病学家;

(5)英格兰和威尔士卫生部的政策制定者以及苏格兰行政院;

(6)外部监管机构,例如环境、食品和农村事务部,英格兰和威尔士的饮用水监管局,北爱尔兰的饮用水监管局以及苏格兰行政环境部门。

《饮用水微生物学》主要针对英国的水行业、卫生当局和地方当局。然而,英格兰、威尔士、北爱尔兰和苏格兰适用不同的立法和组织。为了避免重复、复杂和混乱,除非存在需要澄清的具体差异,本指南应解释为适用于英国境内所有郡的特定情况。

第 1 章

导　言

本章主要涉及水质与公共卫生的目标和范围，以及对特定水源进行微生物检测（microbiological examination）的重要意义，同时对公共供水和瓶装水的法规和水质标准进行了介绍。

1.1　目标和范围

持续供应健康的饮用水对公共卫生至关重要。本指南的目的如下：

（1）概述饮用水微生物检测所依据的原则；

（2）为微生物检测结果解读以及微生物超标后必要的补救措施提供建议和指导。

英国有超过99%的人口由公共供水获得饮用水，而只有不到1%的人口由私人供水获得饮用水。本文件主要涉及公共供水的微生物检查和监测，还涉及由于处理不充分，尤其是出现突发水源污染以及管网供水系统内的污染可能引起的风险。此外，还简要提及了火车、轮船和飞机等私人供水系统，以及医院、机构、大型建筑物和工厂，尤其是制造食品和饮料的场所用水的微生物检测。

1.2　微生物监测

任何一个水样的实验室检测结果仅代表该特定时间点和采样点的水质

情况。单个样品的合格结果不能证明水质在所有时间都是安全的。实验室应认识到污染通常是间歇性的,检验单个样品可能无法发现污染的发生。因此,对水进行低频次的微生物检测,即使结果合格,也不能判定水质是安全的。事实上,微生物检测的价值取决于它的频次和定期监测。高频次、简单参数的检测比低频次、复杂参数的监测或系列监测更重要。

通过长期监测获得的信息可以全面反映任何特定水源的质量情况,任何参数的恶化都应立即产生怀疑。基于单个样品的微生物报告只能表明,在实验室条件下,该水样特定细菌(指示粪便污染或一般水质参数)是否生长。采样技术和样品运输会影响样品检测结果,因此良好的操作规范至关重要。当现场检查发现供水有受到污染的明显迹象时,应立即采取补救措施,而不必等待微生物检测的结果。保护公众健康至关重要。

1.3　公共供水的法规和水质标准

新的《欧洲饮用水指令》(*European Directive for Drinking Water*,简称《指令》)[1]规定了饮用水质量标准,适用于瓶装或桶装的商售水以及用于食品生产的水。该指令设定了两种类型的指标,即强制性指标和非强制性指标。强制性指标涵盖 28 项自来水的微生物和化学指标,这些参数对于健康和环境至关重要,必须在指定日期前达到要求的数值范围。非强制性指标涵盖了 20 个其他微生物、化学和物理参数,主要用于检测目的。对于任何超出指标值的情况,都必须进行调查,但是只有在存在公众健康风险时才需要采取补救措施。

《水工业法》(*Water Industry Act*)[2]、《供水(水质)条例》(*Water Supply (Water Quality) Regulations*,简称《条例》)[3] 和《私人供水条例》(*Private Water Supplies Regulations*)[4]将《指令》[1]转化为英国法律(类似的法律适用于威尔士、苏格兰和北爱尔兰)。这些法规中的新水质标准直到 2003 年 12 月 25 日才开始适用,在此之前发布的《条例》[5]仍然适用于许多指标的检测。《水工业法》规定自来水公司有义务在供水时供应满足卫生要求的水。供水时间是指水从供水公用设施的管道流进个人房屋或财产所有人的管道之前的时刻。自来水公司不需对用户房屋内发生的饮用水水质下降负责,但《指令》[1]和《条例》[3]确实适用于所有消耗的饮用水。《水工业法》[2]还将供应不适合人类饮用的水定为刑事犯罪。

健康是根据规定的浓度或数值以及其他要求来定义的[2],规定的浓度或数值特指微生物、化学和物理参数。国家法规中除了《指令》[1]的要求之外,还包括其他一些标准和要求。法规中涵盖的所有饮用水必须是微生物健康的。微生物参数规定的浓度或数值取决于充分验证的指示微生物,例如总大肠菌群、大肠埃希氏菌(*Escherichia coli*)、肠球菌、产气荚膜梭菌和菌落总数。除符合标准外,水中不得含有任何影响人类健康的浓度的微生物(除检测参数外)或寄生虫。英格兰和威尔士的公共供水法规还规定了隐孢子虫的处理标准[3]。

1.4 瓶装水的法规和水质标准

在英国,瓶装或桶装水的质量由英国环境、食品和农村水务部(Department of the Environment,Food and Rural Affairs)根据适当的法规[6]进行监管。这些法规根据与天然矿泉水开发和销售有关的欧洲指令[7-8]实施,并且还合并了有关其他类型瓶装水的立法。这些规定所涵盖的所有水必须是微生物健康的,同样,健康也是由指示微生物来定义。除符合标准外,水中不得含有任何一种在一定浓度或相互作用下对健康有害的成分、生物体或物质。

第 2 章

水质微生物指标

本章的主要内容是使用指示微生物,如总大肠菌群、大肠埃希氏菌、肠球菌、梭状芽孢杆菌等对水进行细菌检测,这是检测饮用水是否受到粪便污染进而表明是否还有其他潜在污染最灵敏的方法。

大肠埃希氏菌是肠杆菌科中被认为唯一来源于粪便的生物型,其数量占粪便中肠杆菌总数的 95%。

2.1 简介

使用指示微生物,尤其是总大肠菌群,作为评估介水传播病原体存在的手段,对于保护公众健康至关重要。这是基于通过检测选定的简单的细菌学的测试指示水质污染或恶化的原理,这也是保护公众健康免受介水传播疾病侵害的基础。目前,通过公共饮用水供应导致的细菌或病毒性疾病相对罕见,这也证明了指示微生物原则的成功以及水处理工艺改进的成效。

2.2 指示微生物

指示微生物用于评估水质微生物的安全性。对于许多病原体,例如病毒、原生动物、寄生虫,并没有可靠的指标。即使存在,指示微生物的数量与肠道病原体是否存在、数量多少以及发生疾病的风险并不存在绝对的相关性。

使用指示微生物,特别是大肠埃希氏菌和总大肠菌群,作为评估介水传播病原体存在的手段,对于保护公众健康至关重要。使用滤膜法对大量样品进行粪便指示菌分析,对于评估处理过程中各个点的水处理效率非常有用[9]。

许多病原体仅在特定条件下存在,并且与其他微生物相比,即使存在,数量也很少。虽然总大肠菌的存在并不总是预示着对公众健康的威胁,但它们的发现是对水处理过程进行调查的有用指示[10]。

2.3　使用指示微生物的基本原理

理想的粪便污染指示菌应普遍存在于人类和其他温血动物的粪便中,应大量存在。同时也应存在于污水中,并可通过简单方法检测到,而且不会在天然水中生长。理想情况下,它们还应该只来源于粪便,并且比粪便传播的其他病原体数量更多。没有一种单一指示微生物能满足所有这些条件,但是在温带气候条件下,满足理想指示微生物大多数条件的大肠菌群成员是大肠埃希氏菌。饮用水样品中存在大肠埃希氏菌表明可能存在肠道病原体。然而,样品中大肠埃希氏菌未检出不能认为不存在其他肠道病原体。大肠埃希氏菌是肠杆菌科中唯一一个完全来源于粪便的生物型[10-11],它可以代表粪便中高达 95% 的肠杆菌[12]。

对于水质监测和评估,已经有相对简单和快速的测试来检测粪便指示菌和其他大肠菌。这些细菌更容易分离和鉴定,并且几乎总是存在于人类和温血动物的粪便中。

对水进行细菌检测尤为重要,因为它是检测粪便以及其他潜在污染的最敏感方法。然而,化学分析也是对供水卫生评估的重要辅助手段,化学分析的主要作用是为水处理和监测是否符合规定提供过程控制信息。化学分析可以提供相关粪便污染的其他信息的化学测试包括浊度、色度、总有机碳、硝酸盐、亚硝酸盐和氨。

单个粪便指示菌的重要性随着其与粪便物质的关联程度而变化。一些大肠菌群可能源自环境中的非粪便来源(如土壤、腐烂的植被等),甚至可能在水环境中生长。比如居泉沙雷菌(*Serratia fonticola*)和土生克雷伯菌(*Klebsiella terrigena*),这些细菌通常能在水中发现,但是这些细菌对健康并没有影响。柠檬酸杆菌、克雷伯菌和肠杆菌存在于粪便中,也存在于肠外环境(如土壤和水[10])中。然而其他可能源自粪便的大肠菌群,即使在供水系统保持高浓度消毒剂[13]的情况下,也能在水龙头和管道内生长。

具有指示微生物的某些特性的其他细菌包括肠球菌和亚硫酸盐还原梭状芽孢杆菌的孢子,以产气荚膜梭菌(*Clostridium perfringens*)为代表。肠球菌在环境中不会繁殖,通常会在粪便中出现。人类肠球菌的数量大大超过了大肠埃希氏菌。当大肠菌群存在而没有大肠埃希氏菌,但存在肠球菌时,这也可能表明大肠菌群来源于粪便。

产气荚膜梭菌在粪便中的数量要比大肠埃希氏菌或肠球菌少得多。产气荚膜梭菌的孢子能够比细菌繁殖体(总大肠菌群或肠球菌)存活更长的时间,这些孢子也更耐氯。目前,关于产气荚膜梭菌的孢子或其繁殖体的存在与病原体的存在之间的相关性,存在相互矛盾的证据。

通过测定管网中产气荚膜梭菌数量,可以提供水处理效率或过去是否存在粪便污染的一些有限信息。在水离开水厂的地方监测点(《条例》[3]允许)更频繁地进行产气荚膜梭菌检测的主要价值可能是提供有关处理过程的效率信息。

通过检测在 37 ℃ 和 22 ℃ 下生长的菌落总数,可以确定水中异养细菌的数量。尽管历史上 37 ℃ 时检测的菌落总数曾作为粪便污染的指标,但是目前,这些条件下培养的细菌都不能用来指示粪便污染。在英国,菌落总数的测定主要用于评估水中的一般细菌含量,并监测水质的变化趋势或水质的快速变化。

2.4　总大肠菌群

总大肠菌群属于肠杆菌科,具有相似的培养特征。供水系统中常见的典型属是柠檬酸杆菌属(*Citrobacter*)、肠杆菌属(*Enterobacter*)、大肠埃希氏菌属(*Escherichia*)、哈夫尼亚菌属(*Hafnia*)、克雷伯菌属(*Klebsiella*)、沙雷菌属(*Serratia*)和耶尔森菌属(*Yersinia*)。总大肠菌是指革兰氏阴性、无芽孢的杆状细菌,在存在胆盐或其他具有类似生长抑制的表面活性剂情况下,能够进行需氧或兼性厌氧生长。它们通常在 37 ℃ 条件下,在 48 小时内发酵乳糖,

产生 β-半乳糖苷酶,氧化酶阴性。

粪大肠菌群具有总大肠菌群的特征,但能够在 44℃ 下进行乳糖发酵。术语"粪大肠菌"被用于描述粪便来源的大肠菌群,但并不精确。术语"耐热大肠菌(*thermotolerant coliform*)"已用于描述假定的粪便来源的粪大肠菌群。

总大肠菌群的历史定义不是基于分类学特征,而是基于从实践经验中得出的一系列标准,这一定义限制了总大肠菌群的计数方法。在此文件的前一版[14]中,已经将定义修订为是否产生 β-半乳糖苷酶。因此,现在可以使用能够证明存在 β-半乳糖苷酶的荧光或显色底物的方法检测总大肠菌群。目前已经开发出包含这些底物的选择性培养基,可以同时检测总大肠菌群和大肠埃希氏菌的存在。总大肠菌群检测和计数方法的详细信息在该系列①的其他文件[15]中有描述。

已知总大肠菌群中有些成员存在于土壤和其他环境物质中,并且能够在营养丰富的水和生物膜中生长。因此,总大肠菌群不再被视为粪便污染的特异指示菌。但是,一些大肠菌群虽然在环境中很常见,可能与人类感染有关,但很少与胃肠炎有关。蜂房哈夫尼亚菌(*Hafnia alvei*)存在于人、动物和鸟类的粪便中,偶尔也存在于非粪便来源的临床标本中。由沙雷菌引起的人类感染主要与医院环境有关,黏质沙雷菌(*Serratia marcescens*)是与伤口和全身感染有关的最常见的机会致病菌。居泉沙雷菌可以从水中分离出,但迄今尚未在临床标本中检测到。阴沟肠杆菌(*Enterobacter cloacae*)可以在供水系统内重新生长,尽管某些菌株可能与医院获得的(医院内)感染有关,但不会造成健康风险。在一次事件中,从供水系统中分离出的阴沟肠杆菌菌株与受影响地区医院报告的临床分离株[16]不同。已知某些种类的克雷伯菌会在接受医院治疗的患者中引起感染,并且其免疫系统较弱,主要的感染途径是人与人之间的接触或通过食物而非水传播(如肺炎克雷伯菌)。产酸克雷伯菌(*Klebsiella oxytoca*)发生在人和动物的肠道中,并广泛分布于环境中,而土生克雷伯菌和植物克雷伯菌(*Klebsiella planticola*)在天然水、土壤和植物材料中很常见。

---

① "该系列"指英国环境署(Environment Agency)发布的《饮用水微生物学》(*The Microbiology of Drinking Water*)系列文件。

当从饮用水中分离出总大肠菌群时,确认存在哪种大肠菌群通常是非常有用的。特别是当问题再次出现时,以便确定总大肠菌的来源和重要性。供水中总大肠菌群的潜在来源是水处理过程中操作不规范,或由于管网系统完整性受到破坏而导致的污染。比如水库的舱口泄漏,空气阀和截止阀的污染渗入管网或者供水设施以及管道的交叉连接或回流影响。

总大肠菌群可以存在于家用管道系统中,其中厨房水龙头和水槽是这些生物的公认来源。

2.5　大肠埃希氏菌

大肠埃希氏菌(*Escherichia coli*)是总大肠菌群的一种,历史上被认为是指示处理和未处理水中粪便污染的重要指标。作为总大肠菌群,它是肠杆菌科的一员,能够在 44 ℃ 条件下在 24 小时内发酵乳糖或甘露醇,利用色氨酸产生吲哚。大多数大肠埃希氏菌株可以产生 β-葡萄糖醛酸酶,这种酶可以用特定的荧光底物或显色底物进行检测。大肠埃希氏菌的检测和计数方法的详细信息在该系列的其他文件[15]中进行了描述。

大肠埃希氏菌存在于所有哺乳动物的粪便中,通常数量很多(粪便中最多有 10^9 个/克)。由于大肠埃希氏菌普遍存在于粪便中,而且检测方法简单容易计数,100 多年以来,大肠埃希氏菌一直作为水质微生物学评估的基石[10-11]。大肠埃希氏菌的存活特性和消毒敏感性与许多其他细菌病原体[尤其是沙门菌(*Salmonella*)和志贺菌(*Shigella*)]相似,并且在温带地表水或经处理的水中不会繁殖。在某些情况下,大肠埃希氏菌不是判断微生物污染的合适指标[如受隐孢子虫(*Cryptosporidium*)污染的消毒地表水],但它仍然是饮用水和保护公众健康的最佳微生物指标[10]。许多针对大肠埃希氏菌的检测都依赖于 44 ℃ 的选择性分离。但是,一些大肠埃希氏菌株在此温度下不生长,故在 37 ℃ 条件下可分离。当这些分离株被鉴定为大肠埃希氏菌时,其粪便来源仍具有相同的卫生情况和指示意义。

2.6　肠球菌

肠球菌(*Intestinal enterococci*)被定义为革兰氏阳性球菌,通常成对或者

以链状存在。无芽孢，氧化酶阴性，过氧化氢酶阴性，兰氏（Lancefield）血清
D 群，可以水解七叶苷。它们可以在胆盐和叠氮化钠溶液中好氧及厌氧生
长，叠氮化钠溶液对大肠菌群和大多数革兰氏阴性菌具有抑制作用。粪肠球
菌（*Enterococcus faecalis*）和一些相关菌种可以将 2，3，5 -三苯基四唑氯化物
还原为不溶性红色染料——甲䐶。

　　肠球菌包括许多存在于人类和温血动物粪便中的物种。检测肠球菌的
主要目的是评估在没有大肠埃希氏菌的情况下检出总大肠菌群的重要性，或
者为评估可能的粪便污染程度提供额外信息。因此，它们被视为检测粪便污
染的次要指标。在人类粪便中，肠球菌的数量很少超过 10^6 个/克，而在动物
粪便中，它们往往超过大肠埃希氏菌。粪便来源的肠球菌很少在水中繁殖，
大肠埃希氏菌和总大肠菌群相比，肠球菌对环境压力和氯的抵抗力更强[11]。
它们通常在环境中存活时间更长，牛链球菌（*Streptococcus bovis*）和马链球菌
（*Streptococcus equinus*）除外，它们一旦离开肠道就会相对迅速地死亡。

　　肠球菌可在食品中发现，尤其是植物性产品，它们的存在通常与直接粪
便污染无关。相关细菌——气球菌属（*Aerococcus*）也可以在检测肠球菌计数
的培养基上生长，这些菌通常在水中和植被中发现。

　　有人建议将肠球菌检测作为水处理效率的附加指标[11]。由于这些细菌
耐干燥，因此在铺设新主干管时，在对管网系统进行维修后，在评估地表径流
对地下水、地表水的污染方面均具有重要的价值。

　　粪便中的肠球菌更容易在受污染的水体中发现，可分为两大类。第一类
包括粪肠球菌、屎肠球菌（*Enterococcus faecium*）和耐久肠球菌
（*Enterococcus durans*），这些菌通常存在于人类和各种动物的粪便中。第二
类包括牛链球菌、马链球菌和鸟肠球菌（*Enterococcus avium*），这些菌通常不
存在于人类粪便中。因此，对菌种进行鉴定可以指示污染源。肠球菌的检测
和计数方法的详细信息在该系列的其他文件[17]中有描述。

2.7　产气荚膜梭菌

　　梭状芽孢杆菌属包含 100 多种细菌，一些梭状芽孢杆菌已被多次更名，例
如，产气荚膜梭菌（*Clostridium perfringens*）最初被命名为产气芽孢杆菌

（*Bacillus perfringens*），然后被命名为魏氏梭菌（*Clostridium welchii*）。亚硫酸盐还原梭状芽孢杆菌是革兰氏阳性厌氧芽孢杆菌，能将亚硫酸盐还原为硫化物。产气荚膜梭菌是亚硫酸盐还原梭状芽孢杆菌的一种，该梭状芽孢杆菌不能运动，能够发酵乳糖，还原硝酸盐和液化明胶。大多数梭状芽孢杆菌严格厌氧，少数种类在低氧环境下可以有限生长。梭菌（*Clostridium*）的大多数种类是环境细菌，许多是腐生的，通常生长于土壤、水和分解的动植物材料中。因此，这些细菌也存在于地表源水中。

产气荚膜梭菌是亚硫酸盐还原性梭菌的关键菌种，常见于人和动物粪便中。它能产生对环境有抵抗力的孢子，这些孢子在水中和环境中的存活时间比大肠埃希氏菌的细菌繁殖体和其他粪便指示菌长得多。梭菌可通过絮凝和过滤从水中去除，但是这些细菌的孢子耐氯性强，通常能耐受水处理过程中常规浓度的氯。由于产气荚膜梭菌通常在粪便中的数量远低于大肠埃希氏菌和肠球菌，因此它作为粪便污染指标的敏感性较低。有时供水中可能会少量出现，但不构成健康风险。由于供水系统条件通常不适合，这些细菌不会在水中大量繁殖或产生毒素。

梭菌属（*Clostridium*）虽然主要由腐生菌组成，但也包含一些被认为是条件致病菌的菌种（如一些梭菌通常与人和动物的伤口感染有关）。条件致病的梭菌的生长往往局限于感染部位，会产生各种各样的毒素，其中一些毒性极强这取决于特定的菌种（如破伤风、伤口肉毒中毒和气体坏疽）。肉毒梭菌（*Clostridium botulinum*）和产气荚膜梭菌也与食物中毒有关，大量摄入某些产气荚膜梭菌菌株会导致人类和动物的严重但自限性腹泻。亚硫酸盐还原梭菌（sulphite-reducing clostridia）和产气荚膜梭菌的检测和计数方法的详细信息在该系列的其他文件[18]中有描述。

2.8　菌落总数

菌落总数是对供水系统中存在的异养细菌总数量的计数。这些计数可能表示自然栖息地是水环境的细菌，也可能是来源于土壤或植被的细菌。从历史上看，这些细菌都是在营养丰富的培养基上计数的，培养温度分别为37℃和22℃。然而，目前公认的是，通常采用的检测方法只能检测水中小部分的可培养细菌。尽管如此,监测水中菌落总数对于监测水质变化趋势或水质的突然变化仍然是有用的。

新《指令》[1]规定在 37 ℃下计数菌落总数,但仍保留在 22 ℃计数菌落总数的要求。在英国《条例》[3,5]中,仍需要在两个温度下进行菌落计数。与 22 ℃相比,37 ℃的菌落计数可以作为有用的质量指标,因为它可以提供供水质量明显恶化的早期迹象。这通常可以在检测到总大肠菌群或其他指示性细菌之前得到证明(如污染进入供水管网系统)。37 ℃下的菌落总数增加(与通常记录的供水数据相比)可能是污染的迹象,尤其是在 22 ℃时菌落总数没有相应类似增加的情况下。在 22 ℃的菌落总数中检测到的细菌通常代表自然存在于水中的细菌,因此其公共卫生意义有限。然而,它们可能与食品和饮料行业以及电子制造商具有更大的相关性,因为在这些行业中,高数量的菌落总数可能会影响产品质量。这些计数可能有助于评估水处理效率以及供水系统的清洁度和完整性。

在 37 ℃和 22 ℃同时测定菌落总数具有重要价值,尤其是定期在同一点位和地点监测,监测所得的数据将可以提供水质一般细菌质量的季节性和长期变化,许多异养细菌能够利用固定装置和配件,或水中可吸收的或有机碳颗粒等营养物质,在供水管路中繁殖。因此,菌落数量的变化可能表明使用了不合适的材料或原水水质发生变化。饮用水供应中原水来自地表的饮用水往往比来自地下的饮用水含有更多数量的异养细菌,这是由于不同水源中可吸收的有机碳浓度不同。因此,菌落计数细菌的绝对数量并不重要,重要的是随着时间的推移,这些数量是否有显著变化或长期变化的趋势。菌落总数计数方法的详细信息在该系列的其他文件[19]中有详细描述。

2.9　粪便污染的其他潜在指标

目前推荐将大肠埃希氏菌和相关总大肠菌群、肠球菌和产气荚膜梭菌用作水质粪便污染的指示微生物。其他微生物,包括脆弱拟杆菌群(*Bacteroides fragilis* group)、双歧杆菌属(*Bifidobacterium* species)或嗜粪红球菌(*Rhodococcus coprophilus*)也可以用于该目的。此外,还有感染总大肠菌群(大肠埃希氏菌噬菌体)和脆弱拟杆菌的噬菌体。尽管这些替代指示微生物中的某些在环境水体中的应用取得了不同程度的成功,但它们不适合用来评估水处理效率或判断处理后的水质。

区分人类粪便与动物粪便污染的能力有助于追踪粪便污染的来源,这对于评估水源保护的充分性(特别是农村地区)很有价值。有人提出了两种方法来区分人类和动物粪便污染。历史上,一直使用大肠埃希氏菌(或粪大肠菌群)与肠球菌(或粪链球菌)数量的比例。但是,由于对比率估算值的解释存在不确定性,因此不建议将该方法用于区分人和动物污染源[20]。或者,特定生物的检测和计数也可能是有用的。

牛链球菌是牛和大多数其他农场动物中肠球菌的主要种类,而在人类中相对少见[21]。然而,由于其在肠道外的存活时间短,将其作为动物粪便污染的特定指示菌的实用性受到限制。当它与嗜粪红球菌(存在于农场动物排泄物中,但不存在于人类排泄物中)一起被发现时,可用于指示近期动物粪便的污染。嗜粪红球菌是一种更耐受的微生物,在没有牛链球菌的情况下,它的存在可能表明动物粪便污染时间较久远。

尽管屎肠球菌有时被认为在人类粪便中更普遍,但是由于粪肠球菌与人类特别相关[22],已被用作人类粪便污染的指示微生物。然而,事实上,这两种细菌都不是人类粪便污染的特异性细菌。

第 3 章

介水传播病原体

介水传播病原体主要包括细菌、病毒、原生动物、新兴病原体等,本章将对这些病原体做简要介绍。

3.1 细菌

介水传播病原体细菌主要有弯曲杆菌(*Campylobacter*)、大肠埃希氏菌O157(*E.coli* O157)、沙门菌(*Salmonella*)、志贺菌(*Shigella*)、耶尔森菌(*Yersinia*)、弧菌(*Vibrio*)等。

3.1.1 弯曲杆菌

弯曲杆菌属的细菌是螺菌科的成员,在英国它是引起人类细菌性胃肠炎最常见的病因。弯曲杆菌病最常发生在夏季,最常见的分离菌种是空肠弯曲菌。牛、羊、家禽和其他鸟类可以无症状地携带这种细菌,并且这种细菌也可以从自然水域中分离出来。在英国,很多弯曲杆菌病的暴发与私人供水有关。弯曲杆菌属可在水中生存数日,但对氯消毒或紫外线消毒高度敏感,在水处理中常规使用的剂量即可杀灭。因此,除非在处理后又受到严重污染,否则在经过处理的饮用水中应无风险。未经充分消毒的私人供水可能会增加感染的风险。大肠埃希氏菌不足以指示水中是否存在弯曲杆菌,但它适用于证明是否进行了充分的水处理。该系列其他文件[23]描述了弯曲杆菌检测方法的详细信息。

3.1.2　大肠埃希氏菌 O157

某些大肠埃希氏菌菌株可导致严重的腹泻。目前已分离到的几类引起腹泻的大肠埃希氏菌,根据它们不同的毒力因子进行定义。其中最重要的产生 Vero 细胞毒素的大肠埃希氏菌(vero-cytotoxin-producing *E. coli*, VTEC),特别是 O157 血清群的 VTEC,其他大肠埃希氏菌血清群也可能包含 VTEC 成员。感染 O157 大肠埃希氏菌的典型症状包括轻度腹泻、发烧、呕吐以及严重的血性腹泻和腹部绞痛。10%～15% 的病例会发生溶血性尿毒综合征,会引起肾衰竭。所有年龄段的人群都可能受到影响,其中 10 岁以下的儿童和老年人的风险最大。与引起胃肠炎的其他细菌相比,大肠埃希氏菌 O157 的感染剂量相对较低,可能低至 10 个病原体。

未经处理的水中可能存在大肠埃希氏菌 O157。VTEC 对水处理中氯消毒和紫外线消毒敏感,常规使用的剂量即可杀灭。私人供水的风险可能更大,目前已有大肠埃希氏菌 O157(和弯曲杆菌)引起疾病暴发的报道。常规大肠埃希氏菌的检测可以指示水中 VTEC 和其他病原性大肠埃希氏菌的存在和存活情况。

常规的大肠埃希氏菌分析方法无法分离或识别 VTEC,VTEC 需要特定的分离方法。但是,如果在供水系统中检测到大肠埃希氏菌,则应假定水中存在 VTEC。该系列其他文件[15]描述了检测大肠埃希氏菌 O157 的方法的详细信息。

3.1.3　沙门菌

沙门菌属于肠杆菌科,是伤寒、副伤寒以及轻度胃肠炎的病原体。尽管目前在发达国家中非常罕见,但是伤寒[伤寒沙门菌(*Salmonella typhi*)引起的伤寒和副伤寒沙门菌(*Salmonella paratyphi*)引起的副伤寒]仍然是导致世界范围内介水传播疾病的重要原因,尽管在当今发达国家中很少出现。沙门菌可细分为 2 000 多种血清类型。伤寒沙门菌和副伤寒沙门菌仅与人类有关,而其他沙门菌通常存在于动物和农业牲畜的粪便中,并在禽、蛋和肉制品中也有发现。食源性污染是这些细菌的主要感染途径,但也可能通过被粪便污染的水传播。根据污染的沙门菌的数量和水温,其在地表水中的存活时间范围为数小时或数天。沙门菌对于水处理中常规的消毒方法敏感。然而,未经处理的私人供水和未覆盖的储水箱可能会受到含有沙门菌的禽类(如鸽子和海鸥)的粪便污染的风险。大肠埃希氏菌是水中沙门菌存在和存活的理想指标。沙门菌检测方法在该系列的其他文件[24]中有详细描述。

在过去的 50 年中,经过处理的公共供水的介水传播沙门菌病的发病率有所下降,沙门菌病的爆发已非常罕见。

3.1.4　志贺菌

志贺菌属是肠杆菌科的成员,可引起人类细菌性痢疾(志贺菌病)。志贺菌属分为四个主要亚群,主要通过生化和血清学检测来加以区分。痢疾志贺菌(*Shigella dysenteriae*)、宋内志贺菌(*Shigella sonnei*)、福氏志贺菌(*Shigella flexneri*)和鲍氏志贺菌(*Shigella boydi*)是最受关注的菌种。宋内志贺菌是英国发现的最常见的一种,它引起的疾病最轻。人与人之间的接触、粪便污染的食物以及水是主要的污染源,其中污染源为水不太常见。根据污染的志贺菌的数量和水温,其在地表水中的存活时间范围为数小时或数天。志贺菌对水处理的氯消毒和紫外线消毒敏感,常规剂量即可杀灭。大肠埃希氏菌是水中志贺菌存在和存活的理想指标。志贺菌的检测方法在该系列的其他文件[24]中有详细描述。

3.1.5　耶尔森菌

耶尔森菌属是肠杆菌科的成员,其中一些菌种能引起人类和其他哺乳动物的疾病。由鼠疫耶尔森菌引起的鼠疫不是介水传播的疾病。其他种类,包括小肠结肠炎耶尔森菌(*Yersinia enterocolitica*)、中间耶尔森菌(*Yersinia intermedia*)、克氏耶尔森菌(*Yersinia kristensenii*)、弗氏耶尔森菌(*Yersinia frederiksenii*)和假结核耶尔森菌(*Yersinia pseudotuberculosis*),可能产生从无明显临床症状和轻度腹泻到罕见的严重感染(包括败血病)的症状。与其他血清型相比,小肠结肠炎耶尔森菌更常与人类疾病相关。耶尔森菌属可以从天然水域中分离出来,这细菌可能与农场和肉类加工厂有关。有证据表明,一些耶尔森菌可以在水中生长,并且可以从未经充分处理的饮用水中分离出来。耶尔森菌对水处理的氯消毒和紫外线消毒敏感,常规剂量即可杀灭。大肠埃希氏菌是水中耶尔森菌存在和存活的可靠指标。本系列其他文件[23]描述了耶尔森菌检测方法的详细信息。

3.1.6　弧菌

弧菌属是弧菌科的成员。一些菌种,尤其是霍乱弧菌菌株,会引起人类胃肠炎。弧菌自然存在于微咸水和咸水中,有些可以在淡水系统中存活。

引起霍乱的霍乱弧菌(*Vibrio cholerae*)可分为约 140 个 O 型血清型。通常导致流行性霍乱暴发的菌株是 O1 血清型和最近报道的 O139 血清型的产毒菌株。霍乱弧菌的其他一些血清型也可引起胃肠炎。霍乱的主要传播途径是被污染的水,也有食用被污染的水灌溉农作物引起霍乱暴发的报道。副溶血性弧菌(*Vibrio parahaemolyticus*)也会引起腹泻,通常是因为食用受污染的生海鲜。河流弧菌(*Vibrio fluvialis*)、弗氏弧菌(*Vibrio furnissii*)、霍乱弧菌(*Vibrio hollisae*)和拟弧菌(*Vibrio mimicus*)也被认为是引起腹泻的原因。其他种类的弧菌也可引起暴露在水环境的伤口感染或败血病。弧菌可以在环境水体中生长,尤其是当温度上升到 10 ℃以上时,并且可能与沉积物、浮游生物和蓝藻水华有关。弧菌对水处理中常规使用剂量的氯消毒和紫外线消毒敏感。该系列其他文件[23]详细描述了弧菌的检测方法。

3.2　病毒

介水传播病原体病毒主要有诺沃克样病毒、甲型肝炎病毒以及其他病毒等。

3.2.1　诺瓦克样病毒

诺瓦克样病毒(Norwalk-like viruses,NLV)属于杯状病毒科,以前在英国被称为小圆形结构病毒。它们是成人散发性和流行性病毒性胃肠炎的最常见原因,也是儿童感染的常见原因。许多 NLV 菌株已被确认,目前分为两个主要的基因组(Ⅰ和Ⅱ)。毒株由最初发现地点命名。NLV 的主要传播途径是人与人之间的接触,也可能发生食源性传播,尤其是涉及生的或烹调不当的贝类。目前已有由于饮用水污染,引起诺瓦克样病毒介水传播暴发的报道,但在英国尚未发现。NLV 的动物株已被确认,但尚不清楚是否会感染人类。目前可用的有限信息表明,NLV 对氯消毒敏感。由于这些病毒在环境中的存活时间可能比细菌更长,因此大肠埃希氏菌不能作为判定水中是否含有 NLV 的可靠指标。

3.2.2 甲型肝炎病毒

甲型肝炎病毒(Hepatitis A virus)是细小核糖核酸病毒家族的成员,并且是肝病毒属的唯一成员,它仅有一种血清型,目前没有已知的动物毒株。该病毒在肝脏中复制并引起急性但自限性肝炎。它通过粪-口途径直接传播,在卫生条件差的地区最为常见。该病在英国偶尔发生,患病率较低。贝类和新鲜水果可以引起食源性传播。目前已有由于饮用水污染引起的介水传播疾病暴发的报道,但在英国尚未发现。甲型肝炎病毒对氯消毒敏感,但是由于这些病毒在环境中的存活时间可能比细菌更长,因此大肠埃希氏菌不能作为判定水中是否含有甲型肝炎病毒的可靠指标。

3.2.3 其他病毒

肠道病毒(小核糖核酸病毒科)是环境中人类肠道病毒的公认指标,这是因为它们可以相对容易地从污染的水中浓缩,并且已有有效的检测方法。此外,肠道病毒在胃肠道中复制,并且全年都存在于大多数人群中。这组病毒包括脊髓灰质炎病毒(Poliovirus)、柯萨奇 B 型病毒(Coxsackievirus)和埃克病毒(echovirus)。肠道病毒感染通常无症状,但也可能引起类似流感症状,偶尔有脑膜炎,很少发生麻痹。除非作为广义疾病的一部分,肠道病毒感染不会导致胃肠炎。由于在世界范围内广泛利用活脊髓灰质炎病毒进行疫苗接种,该病毒在环境中广泛分布。其他肠道病毒血清型的感染在世界范围内也很普遍,每年有不同的血清型占主导地位。人与人之间的传播是主要的途径,并引起许多无症状感染。水传播途径尚未得到证实,并且很难证实。肠道病毒的检测方法在该系列的其他文件[25]中有详细描述。

轮状病毒(Rotaviruses)(呼肠孤病毒科)包括六个血清群,并进一步分为血清型和基因型。虽然血清群 B 和 C 也能感染人类,但是血清群 A 是最常见的感染人类的轮状病毒。轮状病毒容易感染 1 岁以下的人群,并且是引起该年龄段胃肠炎的最重要病原体,其他年龄段的感染通常是无症状的。据报道,目前世界范围内已有多起轮状病毒介水传播疾病暴发的报道。

腺病毒(腺病毒科)包括许多不同血清型,并且可在胃肠道中复制并排入污水。目前已知能引起人类胃肠炎的只有血清型 40 和 41,主要是婴儿。尚未发现涉及饮用水引起的感染。星状病毒(星状病毒科)包括至少八种感染人类的血清型,可引起胃肠炎,尤其是儿童。目前已有介水传播感染的报道。

上述病毒在环境中的存活时间可能比细菌更长,并且大肠埃希氏菌不能作为水中是否存在这些病毒的可靠指标。这些病毒对氯消毒敏感。

经典杯状病毒(Classic calicivirus)是指一组独特的杯状病毒的名称。通过电子显微镜检查时,可清晰识别病毒粒子上的杯状标记,这类病毒也称为札幌病毒或类札幌病毒。它们是杯状病毒科的一部分,但不同于 NLV。目前没有发现其介水传播导致的感染。

3.3 原生动物

尽管污染的环境和卫生条件差是肠道原生动物感染人类的传播途径,但是其主要传播途径仍然是食物和饮料。许多疾病会给免疫力低下的患者带来特别的问题,尤其是 HIV 病毒感染者和 T 细胞缺乏症患者。尽管在许多食源性暴发中都发现了环孢子虫(*Cyclospora*),但最受关注的原生动物是隐孢子虫(*Cryptosporidium*)、贾第鞭毛虫(*Giardia*)和弓形虫(*Toxoplasma*)。目前已有原生动物介水传播暴发的报道。

3.3.1 隐孢子虫

隐孢子虫可引起腹泻,时间长达数天至数周。免疫系统受损的人可能会出现慢性长期的水样腹泻,威胁生命。目前已发生多次隐孢子虫污染饮用水、游泳池和娱乐用水导致的胃肠炎暴发。介水传播是隐孢子虫的主要传播途径。隐孢子虫也可通过农场活动和食源性传播。隐孢子虫的致病剂量很低(10 到 1 000 个卵囊),不同虫种的感染力不同。天然水体容易被动物和人类粪便中的卵囊污染。

隐孢子虫属包括多个可以感染人的虫种。微小隐孢子虫 1 型（Cryptosporidium parvum Type 1）对人具有传染性，但不会感染大多数农业和实验室动物。微小隐孢子虫 2 型（Cryptosporidium parvum Type 2）具有更广泛的宿主范围，可感染人、羊、牛和实验动物。从人类分离出的火鸡隐孢子虫（Cryptosporidium meleagridis）与从鸟类分离出的类似。猫隐孢子虫（Cryptosporidium felis）对牛、猫和人具有传染性。在英国，与人类疾病相关的主要隐孢子虫菌株是微小隐孢子虫 1 型和 2 型。

隐孢子虫的卵囊具有传染性，他们通过粪便排出，并且可通过污水处理厂和农业径流进入河流和湖泊。卵囊对环境和消毒剂（如氯）具有抵抗力，当水厂过滤过程失败或水源受到污染时，它们可以进入饮用水。越来越多的证据表明，卵囊对紫外线消毒敏感。常规指示微生物不是隐孢子虫污染的可靠指标，英国《条例》[3]规定对存在隐孢子虫污染风险的供水要进行持续监控。隐孢子虫卵囊的检测方法在该系列的其他文件[26]中有详细描述。

3.3.2 贾第鞭毛虫

贾第鞭毛虫（*Giardia*）是有鞭毛的原生动物，寄生于哺乳动物、鸟类、爬行动物和两栖动物的小肠，是引起腹泻的常见原因。贾第鞭毛虫病的症状包括无症状、短期或长期的急性和间歇性腹泻体重减轻以及急性或慢性的胆囊或消化性溃疡。除人类外，野生动物和家畜也可感染贾第鞭毛虫。实验表明，贾第鞭毛虫的感染剂量较低（10～25 个孢囊）。

贾第虫病的暴发大多与娱乐用水有关，但也有污染饮用水引起暴发的报道。贾第鞭毛虫的孢囊对氯的抵抗力相对较强，但低于隐孢子虫卵囊。贾第鞭毛虫孢囊可以在冷水中存活数月。贾第鞭毛虫孢囊的检测方法在该系列的其他文件[26]中有详细描述。

3.3.3 环孢子虫

环孢子虫属（*Cyclospora*）是一种球虫寄生虫，会引起长期的水样腹泻。它在世界范围内都有发现，但在英国并不常见，环孢子虫通常与前往发展中国家的旅行有关。已有与饮用水有关的环孢子虫病的暴发。由于环孢子虫卵囊在宿主以外的环境下需要一到两周才能成熟（形成孢子），然后才具有传染性，所以一般不认为人与人的接触可以引起传播。据报道,卵囊对氯消毒具有相对抗性。

在英国,经处理的自来水传播环孢子虫的风险较低。在发展中国家,环孢子虫主要通过污染水源以及被污水污染的水果和蔬菜来传播。

3.3.4　微孢子虫

微孢子虫(*Microsporidia*)是具有特征形态的原生动物,包括缺乏线粒体以及孢子中具有独特的螺旋极管。毕氏肠微孢子虫(Enterocytozoon bieneusi)和肠脑炎微孢子虫(Encephalitozoon intestinalis)是引起免疫力低下人群慢性腹泻的常见原因,它们还可能感染多种农畜。由于感染的患者可以传播活孢子,因此人与人之间的接触以及被人类排泄物污染的水是潜在的传播途径。由于通过组织培养分离微孢子虫较困难,所以目前无法获得所有虫种孢子对氯消毒敏感性的可靠信息。作为人类病原体的微孢子虫,由于其相对较新,被发现以及诊断困难,虽然在不可饮用的水中发现了孢子,但微孢子虫与水传播的相关性尚未得到明确证明。

3.3.5　刚地弓形虫

刚地弓形虫(*Toxoplasma gondii*)是一种寄生虫,会在猫的体内形成卵囊,并在中间宿主(其他哺乳动物或鸟类)的组织内形成包囊。当食肉终宿主消耗中间宿主时,其生命周期完成。人类通过食用未经充分煮熟的中间宿主物种(如牲畜)的肉类、被卵囊污染的食物或水而感染。弓形虫的卵囊对环境条件和消毒剂具有较强的抵抗力。

刚地弓形虫感染引起的暴发与食物、牛奶、水和猫粪污染的环境有关。由于目前仅能使用血清学技术进行诊断,所以很难证明已发生弓形虫病的暴发,大多数感染者通常症状不严重,无须去医院就诊。引发介水传播的原因是被感染野猫粪便中的卵囊污染了饮用水。

3.3.6　溶组织内阿米巴

溶组织内阿米巴(*Entamoeba histolytica*)会导致阿米巴痢疾以及肝脏和其他器官的脓肿。溶组织内阿米巴的包囊在形态学上与非致病性迪斯帕内阿米巴的包囊相同,目前已有许多关于迪斯帕内阿米巴的科学文献。溶组织内阿米巴在英国不是地方性疾病,在其流行的国家,介水传播主要由于食用了受污染的食物或水。溶组织内阿米巴的感染在世界范围内很普遍,尤其是在卫生条件不好的贫穷国家。目前,溶组织内阿米巴与饮用水有关的感染暴发很少见。

3.4　新兴病原体

饮用水消耗与传染病之间的关联可能基于疾病暴发和流行病学的研究。在过去的一个世纪,与饮用水有关的病原体的范围有所增加。新兴的介水传播病原体被定义为在过去的 20 年中患病率增加或在未来可能会增加的病原体。它们的出现可能是由于新药剂的广泛使用,新认识到的已经存在但未被发现的感染,新发现某种已确定的疾病具有传染性,或者在一段时期内下降后已知感染再次出现(或重新出现)。

供水、用水、天气模式的变化,或为了更好地了解实际发生率对病原体检测和分型技术的改变,都会导致新兴病原体的增加或减少。此外,公共卫生条件的改变、社区和动物中流行的特定感染的变化、对新的水质问题的认识以及新老传染性疾病更好的理解等也会引起新兴病原体的增加或减少。

特别令人关注的是那些常规水处理过程不能杀灭的生物、能够在配水系统内生长的生物以及能够在家庭管道系统中定居的生物。私人供水可能会给用户带来更大的风险,但公共供水可能会导致更多人感染。

新兴病原体包括环孢子虫、类鼻疽伯克霍尔德菌、大肠埃希氏菌 O157、诺瓦克样病毒、弓形虫、新发现的能够使人类感染的隐孢子虫属(包括火鸡隐孢子虫和猫隐孢子虫)、有毒的蓝细菌、棘阿米巴属、溶组织内阿米巴和戊型肝炎病毒。另外,其他可视为潜在的介水传播病原体包括幽门螺杆菌、鸟分枝杆菌、鸟副结核分枝杆菌和微孢子虫(特别是毕氏肠微孢子虫和肠脑炎微孢子虫)。由这些病原体引起的疾病在英国并不常见,目前,关于它们在饮用水相关感染中的流行病学证据也不尽相同。未来可能会出现更多与已知病原体和新病原体相关的饮用水感染,因此需要对此领域保持警惕。评估由饮用水而增加的社区疾病以及引起传染性肠道疾病的病原体是流行病学研究的特别关注点[27]。

第4章

其他生物

介水传播病原体除了上文所述的细菌、病毒、原生动物、新兴病原体外，还包括假单胞菌群（*Pseudomonas* group）、气单胞菌（*Aeromonas*）、军团菌（*Legionella*）、分枝杆菌（*Mycobacteria*）以及一些影响味道、气味和外观的微生物。

4.1 更多常见的细菌

许多细菌自然存在于地下水和地表水中，其中一部分可以在水处理后存活下来，或者随后由于污染而被引入处理过的水中。如果温度足够高，水中有足够的养分，并且使用了不合适的工程材料或维护不当，某些微生物就可能会生长。在许多情况下，这可能不是问题。在某些情况下，如果细菌生长得足够多，则可能导致水的感官质量下降，或者对公众健康带来风险。

4.1.1 假单胞菌群

假单胞菌科包含许多属，随着分类学变得更加清楚，很多属是从假单胞菌属分离而来。假单胞菌科的成员是革兰氏阴性菌，并且在自然界中广泛存在，常见于水和土壤中。许多假单胞菌能够在相对低营养的环境中生长。当假单胞菌进入到处理后的水时，它们可能会在某些情况下通过利用水中存在的营养物质或来自配水系统以及家用管道安装的不合适的材料而增殖的。

同样,它们可能会生长在瓶装水(尤其是塑料)以及饮料自动售卖机内塑料管的管壁上。一些菌种可能对人类具有致病性,由于它们对许多抗生素和消毒剂具有耐药性,并且能够在低营养的水环境中繁殖,因此对于防止医院内感染(医院获得性感染)尤其重要。假单胞菌属,特别是荧光假单胞菌(*Pseudomonas fluorescens*)和恶臭假单胞菌(*Pseudomonas putida*)在水系统中大量繁殖,会导致味觉和气味问题,但不会伴随任何疾病风险。

1)铜绿假单胞菌

铜绿假单胞菌(*Pseudomonas aeruginosa*)在淡水、污水和土壤中普遍存在,也可从动物和人类的粪便中分离。该菌种可以在营养含量极低的水环境中生长,并且可以在环境温度下的水中存活数月。

铜绿假单胞菌是重要的条件致病菌,是引起医院感染的重要原因。铜绿假单胞菌可引起广泛的感染,但绝大多数接触铜绿假单胞菌的人没有不良的健康问题。铜绿假单胞菌引起的社区获得性感染通常是局部性的,这与接触受污染的水有关。眼部感染通常与使用隐形眼镜有关,并可能由于隐形眼镜溶液被污染或在隐形眼镜护理中使用被污染的自来水而导致感染。尽管饮用水中可能存在少量的铜绿假单胞菌,但在正常饮水时该微生物不会传染,免疫力非常低下的个体除外。除非允许它们大量繁殖,正常情况下公共供水系统中铜绿假单胞菌的数量很少,不足以引起感染。

然而,铜绿假单胞菌和其他生物可能会在自来水中局部繁殖,因此,切勿使用自来水清洗或冲洗隐形眼镜或其储存容器。铜绿假单胞菌的检测和计数方法在该系列的其他文件[28]中进行了详细描述。不建议对自来水进行铜绿假单胞菌的常规检查,但是鉴于其作为条件致病菌的重要性,需要时可进行检测。

2)其他类假单胞菌

以前属于假单胞菌属内的许多其他菌种也可能引起感染,尤其是对于虚弱的住院患者。在这些菌种中,最重要的是洋葱伯克霍尔德菌(*Burkholderia cepacian*),因为它对抗生素具有耐药性,并且能够在蒸馏水和稀释消毒剂中生长。嗜麦芽窄食单胞菌(*Stenotrophomonas maltophilia*)也是医院获得性感染的相对常见原因。偶尔与水相关的医院感染的其他菌种包括皮氏罗尔斯顿菌(*Ralstonia pickettii*)和少动鞘氨醇单胞菌(*Sphingomonas paucimobilis*)。

4.1.2 气单胞菌

气单胞菌属是气单胞菌科的成员。它们是淡水环境的自然栖息微生物，因此在水源水中很常见。尽管对属的分类的理解已经有所加深，但仍然很难轻易确定分子遗传方法定义的菌种。大多数种类通常是活动的，并且在天然水中很常见，有时它们在菌落总数中占很大比例。不管是否存在粪便污染，淡水中都可能存在大量气单胞菌。污水中也有大量气单胞菌，但通常与原始水体中的菌种不同。一般情况下，气单胞菌很容易被氯和其他常用的水消毒剂杀死。但是，任何经过初始处理或配水系统后处理的幸存的气单胞菌都可能大量繁殖。气单胞菌能够在相对低营养的环境中生长，因此，饮用水中存在气单胞菌并不表明存在粪便污染，可能反映了水质下降。可以通过增加消毒剂的残留量来控制饮用水中的气单胞菌，尽管余氯含量超过 0.2 mg/L，可能仍需要较长时间才能实现控制。

尽管经常从饮用水中分离出气单胞菌，但仍缺乏流行病学证据来证明其存在与社区疾病有明确关联。但是，建议采取一种策略（如最大限度地去除有机碳，缩短配水停留时间并更好地控制余氯[11]），以限制这些微生物在配水系统中的重新生长。尽管没有必要对气单胞菌进行常规检测，但在调查配水系统的问题时，检查气单胞菌可能会很有用。该系列其他文件[28]详细介绍了气单胞菌的检测和计数方法。

4.1.3 军团菌

军团菌属包括 40 多种自然存在于水环境中的细菌。偶尔，军团菌会引起人类感染，这些感染统称为军团菌病（legionellosis）。最常见的感染是退伍军人病，这是一种急性的重症肺炎。军团菌病最常见的病因是嗜肺军团菌，可分为 16 个血清群，其中血清群 1 是从患者和环境中分离出来的最常见类型。此外，军团菌属的几种菌种可引起短暂的、自限性流感样疾病，而不伴有肺炎。至少有 18 种军团菌与人类疾病有关，但嗜肺军团菌感染仍然是英国最常见的病因。军团菌的感染通常是由于吸入含有菌的水所产生的气溶胶，并且通常与大型建筑物、冷却塔、蒸发式冷凝器和温泉浴池中的冷热水系统有关。

尽管军团菌属天然存在于水中,但它们只能在其他微生物的帮助下生长。它们喜欢 30~45℃ 的温水。军团菌已被证明能够在多种原生动物(尤其是阿米巴)中生长,并且可以与生物膜中的其他细菌联合生长。许多原生动物本质上比军团菌更能抵抗消毒剂(如氯),因此原生动物为它们的生长提供了保护。通常,饮用水中的军团菌数量太少,不会引起感染或无法被检测到。在英国,维护良好的饮用水配水系统中,军团菌不太可能大量繁殖。这是因为水温通常保持在 20℃ 以下,并且消毒剂残留浓度限制了军团菌在水中的生长和存活。正常情况下,军团菌的生长可以通过良好的设计和维护以及一些相对简单的预防措施来控制。在冷水系统中始终将水温保持在 20℃ 以下,在热水系统中将水温保持在接近 60℃,通常可以最大限度地减少军团菌的生长。严格注意清洁和卫生,遵守良好的杀菌剂或消毒剂规程能够实现对冷却系统和水疗池的军团菌控制。控制供水系统中军团菌的指南在该系列其他文件[29]给出。有关军团菌的更多信息及其检测方法在该系列的其他文件[30]中进行了详细描述。

4.1.4　分枝杆菌

分枝杆菌是一类生长缓慢的细菌。除专性致病菌结核分枝杆菌(*Mycobacterium tuberculosis*)(引起结核病)外,分枝杆菌属还包括许多其他导致人类疾病的菌种。该生物主要存在于水和土壤中。最受关注的菌种是鸟分枝杆菌(*Mycobacterium avium*)及其近亲胞内分枝杆菌(*Mycobacterium intracellulare*)和瘰疬分枝杆菌(*Mycobacterium scrofulaceum*)。这些菌种通常被归为鸟分枝杆菌复合群(*Mycobacterium avium* complex)。鸟分枝杆菌复合群的来源似乎是环境,并且认为是通过吸入或摄入引起感染。越来越多的证据表明,未经处理和处理过的水可能是感染源。与水系统来源疾病暴发有关的其他菌种包括堪萨斯分枝杆菌(*Mycobacterium kansasii*)(肺部感染)、日内瓦分枝杆菌(*Mycobacterium genavense*)(播散性疾病)、蟾分枝杆菌(*Mycobacterium xenopi*)(肺部感染)、脓肿分枝杆菌(*Mycobacterium abscessus*)(伤口感染)和偶发分枝杆菌(*Mycobacterium fortuitum*)(各种感染,包括皮肤、伤口和肺)等。海分枝杆菌(*Mycobacterium marinum*)会引起与游泳池相关的皮肤感染(游泳池肉芽肿)。瓶装水也被证明含有分枝杆菌,因此对于免疫低下的人群可能是潜在的感染源。据报道,分枝杆菌也可以在温泉和游泳池繁殖,成为感染源。

分枝杆菌普遍存在于土壤、房屋灰尘、水(包括废水、地表水、地下水和饮用水)、动物和家禽工艺中。鸟分枝杆菌可以在不额外添加营养成分的水中生长。水处理(尤其是混凝和砂滤)能减少分枝杆菌的数量,但不能完全去除。分枝杆菌在自来水配水系统(配水管网或建筑物的供水系统)内可能会发生重新生长或延长生存和积聚的情况。与其他水生细菌一样,分枝杆菌会在配水系统表面的生物膜中生长。分枝杆菌对氯的抗性相对较强,许多菌种在游离氯含量达到 1 mg/L 时仍可以存活。考虑到它们在原水中的广泛分布及其生存特征,这些腐生分枝杆菌可以在热水和冷水系统中繁殖就不足为奇了。

4.2　影响饮用水味道、气味和外观的微生物

在理想情况下,饮用水应该是清澈的,并且口感可以接受。然而,实际上饮用水的感官特性在很大程度上取决于其来源以及后续处理过程或微生物活动。在大多数情况下,当对饮用水的观感、味道或气味有负面评论时,其原因往往是物理或化学性质,而不是微生物。

然而,真菌或放线菌在输水管道中生长可能会产生霉味或泥土的气味。这些味道和气味主要与次级代谢产物(尤其是土臭素和 2 - 甲基异坎醇)的产生或氯酚的生物甲基化(如三氯酚制得的三氯苯甲醚)有关。通过微生物分解产生的其他化合物可给水带来鱼腥味、沼泽味或腐臭味,而臭鸡蛋气味是通过某些细菌将硫酸盐和亚硫酸盐还原为硫化氢产生的(如硫酸盐还原菌和一些梭状芽孢杆菌的物种)。管道生物膜中生长的微生物会导致铁质管道锈蚀,其结果是使水中铁含量升高,铁(棕色)或锰(黑色)沉积物堆积,或铁锈从管道或沉淀物中脱落,从而导致饮用水变色。放线菌和某些藻类在原水中(特别是水库中)生长也会引起感官问题,这种情况通常可以通过在处理过程中适当使用颗粒状或粉末状活性炭来控制。

有关微生物引起的水的味道、气味和外观问题及其研究的更多信息,在该系列的其他文件[31]中提供。

4.3　蓝细菌和微动物

蓝细菌（Cyanobacteria）与水体环境质量关系密切,在水体中生长旺盛时,能使水变成蓝色或其他颜色,并且有的蓝细菌能发出草腥味或霉味。同时,一些小型水生动物,如奈氏（*Nais*）和线虫蠕虫（nematode worms）、"水虱"栉水虱（*Asellus*）、"淡水虾"钩虾（*Gammarus*）等,对配水系统也会造成侵扰。

4.3.1　蓝细菌（蓝绿藻）

蓝细菌天然存在于许多内陆湖库中,通常可以看到它们形成表面浮渣或水华。这些细菌在温暖、营养丰富的浅水和低地水域繁殖,例如鱼腥藻（*Anabaena*）、束丝藻（*Aphanizomenon*）、微囊藻（*Microcystis*）和颤藻（*Oscillatolia*）等。一些物种产生的毒素存在于细胞分泌的黏液物质中。但是没有证据表明这些毒素会通过经过处理的水对公众健康造成威胁。尽管蓝藻可以通过适当的水处理去除,但蓝藻的一个主要问题是原水发生水华会阻塞过滤系统,从而影响水处理效率,并可能在处理后的水中产生不良的味道和气味。

4.3.2　配水系统中的微小动物

一些配水系统,尤其是那些输送经过处理的富含有机物的低地的配水系统,可能会滋生小型水生动物。这些动物中最常见的是奈氏和线虫、水虱、"淡水虾"钩虾,偶尔还有蠓虫和蝇类的幼虫。在自来水中检测到这些动物或其粪便可能需要引起关注,但这些动物的健康影响很可能较低。这些水生动物及其粪便都可能带有致病性原生动物、细菌和病毒,因此,应通过适当的水处理以及冲洗和擦洗配水系统的方法来减少污染发生。一些水生动物能够在配水系统内繁殖,如果种群得以建立,则可能需要使用氯菊酯进行处理才能根除。

第 5 章

介水传播疾病的暴发及其预防

介水传播疾病是指通过饮用或接触受病原体污染的水而传播的疾病,又称为水源性传播疾病。

5.1 简介

持续供应微生物健康的饮用水需要来自多个不同学科和组织的个人的贡献,其中包括自来水公司的专业人员、传染病控制顾问、环境卫生医务人员、环境卫生官员、公共分析人员以及医院和公共卫生实验室的微生物学家。

负责饮用水质量和公共卫生的所有人员之间保持良好的沟通和联络,这对于水质出现问题时能够采取适当的行动至关重要。各方人员之间应通过定期联系来保持沟通。每个组织都应具有适当的程序,以确保所有相关人员都能随时获得与其他组织进行沟通所必需的最新的联系方式(例如姓名、职务、电话、传真、电子邮件等),这一点在非工作时间以及使用备用值班表时尤其重要。

如果饮用水被微生物病原体污染,或存在微生物污染的风险,应立即采取措施保护公众健康。自来水公司、当地卫生部门和地方政府应考虑提供建议和指导(如通知公众饮用煮沸过的水)。如果被污染的水已进入配水系统或无法阻止其进入配水系统,则应立即采取此措施,也可采取通知公众不要饮用和提供替代性饮用水产品(如瓶装或桶装水)等其他措施。

确保尽可能多的受影响人群第一时间收到饮用水需煮沸饮用的通知。为实现这一目标,需根据具体情况,选择通知发布方式,包括个人访问、散发传单、使用车载扬声器和媒体发布。发布建议或提供替代饮用水的安排应成为所有自来水公司应急处置的一部分,并应定期进行审查和演练。需要慎重考虑污染事件的性质和发生时间以及确定或疑似的微生物类型[32]等因素,以确保发布的建议可以预防社区疾病的发生。

5.2　介水传播疾病的暴发

在 20 世纪,英国暴发了许多介水传播或与水相关的疾病。但是,对病原体的识别取决于当时对介水传播病原体的认知及处理能力。最近介水传播疾病暴发的下降归因于水处理工艺方面的改进以及氯作为饮用水消毒剂的广泛使用[33]。1980 年以来,人们认识并发现了其他能够通过水传播的病原体。其中最重要的是原生动物病原体隐孢子虫、贾第鞭毛虫以及弯曲杆菌。

流行病学调查方法的不断改进以及评估人类疾病与水接触之间关联强度框架的出现[34]使得对介水传播疾病的归因更加明确。表 5 - 1 列出了1991—2000 年英国与水有关的流行病的暴发数量。在此之前暴发的流行病在其他文件[33,35]中进行了论述。

表 5 - 1　1991—2000 年英国公共和私人饮用水供应及游泳池相关的疾病暴发数量

病原体	公共供水	私人供水	游泳池
隐孢子虫	24	4	24
贾第鞭毛虫	—	1	—
弯曲杆菌	4	16	—
大肠埃希氏菌 O157	2	4	—
沙门菌	—	1	—
未知	—	2	—

5.3　介水传播疾病的预防

饮用被病原微生物污染的饮用水之后,会引起介水传播的疾病。这种污染可能源于水源水处理不充分或无效,也可能发生在配水系统的处理过程中。

公共供水污染的主要风险区域包括以下几种:

(1) 异常的水源污染;

(2) 水处理工艺故障;

(3) 超出设计能力或承受压力进行水处理;

(4) 电力、处理所需化学品或基本材料不可用;

(5) 水管爆裂和维修;

(6) 水管改造和更新;

(7) 供水水库的结构缺陷;

(8) 故意破坏。

另外,研究发现细菌(某些孢子除外)和病毒对公共供水的消毒过程较敏感,可以使用指示微生物监测其潜在的污染。但是,孢囊形式存在的原生动物,例如隐孢子虫和贾第鞭毛虫,在消毒过程中很可能存活下来,需要物理屏障(如有效的絮凝和沉淀、砂滤或膜过滤)来进行控制。

本文件的目的不是提供有关水处理或识别和管理风险。每个供水公司都应有水处理和分配系统操作和保障的详细程序[36],以及在发现或预测到问题后立即解决问题的应急预案。

应急预案应切实可行并定期进行演练。应该特别重视与地方政府、卫生系统和紧急服务机构等组织的联络。应定期确认沟通渠道,以确保联系方式是最新的。当已知或怀疑供水受到污染时,保护公众健康至关重要,应急预案应包括对用户进行预警的机制,并在必要时提供替代饮用水。

一般而言,同样的措施也适用于私人供水。地方政府负责监督英国的私人供水,该系列其他文件[37]也提供有关处理和风险评估的建议。

5.4 水资源和水处理

任何供人类饮用的水源都不能被认定为没有污染。所有水源均具有不同的微生物特性,可能受到天然或人为的污染,这可能导致水质恶化,以至于处理过程不能有效去除所有污染。通过定期检查和监测水源,鼓励采用良好的农业规范以及控制废水排放等措施来控制污染。更详细的内容在该系列其他文件[38-41]给出。

5.4.1 水资源及其保护

山地水库以集水区和支流为主要供水来源,其微生物安全性通常非常好。应定期检查这些集水区,并控制与水库有关的农业和娱乐活动,以最大限度地减少因渗漏、动物和人的排泄物等因素造成的污染,特别是控制隐孢子虫的来源。

河流、湖泊和平原水库的水质可能比山地水库差很多。由于废水溢出、大雨形成的地表径流或暴雨泛滥,水质可能会突然恶化。发生此类事件时,水处理过程负荷变大,需要谨慎控制。自来水公司应了解河流的潜在污染源,任何可能影响水处理过程的污染事件应尽快通知到相关单位。河岸储水可以减少污染事件的影响。

地下水是英国水资源的重要组成部分,可提供多达 35% 的饮用水。它的水质通常比地表水好得多,往往只需要加氯消毒就可以在配水系统中使用。含水层污染可能是由材料渗漏或劣质地下水进入水质较好的地区引起。由于含水层污染可能会持续很长一段时间且往往无法补救,因此,最好采取预防措施,尽量减少污染,而不是采取补救措施或开发替代水源。

泉水通常收集并储存在安全的地下井中,井盖应远离地面和周围的植被。井的深度应足以防止任何地表污染或地下水污染。井的内层与地面之间应该有效密封。井口或井眼应受到保护并定期检查,以确保不会发生污染。应保留显示下水道、化粪池、污水池、废物处理场、浸泡区或其他潜在污染源的渗滤区记录。如修建任何新的场所或构筑物,应咨询相关工程设计部门。为防止含水层受到污染,在某些地区有必要建立适当的水源保护区。应考虑含水层的地质性质和可能提供额外保护的上游河道的存在。在保护区内,禁止或限制经过处理的生物固体和农业废物的堆积和扩散。

5.4.2 污染源

许多水源水的水质取决于地质、土壤类型、天然植被、气候和径流特征等因素。自然地质的破坏和强降雨会极大地影响水质。野生动物和鸟类也可能是人畜共患病病原体的自然来源。

所有类型的水源都可能受到农业活动的污染。自由放养的动物可能会将粪便排泄到水中,而像牛这样的动物习惯涉水并搅动沉积物。降雨会导致粪便从农田其他农村土地流入河流、湖泊、水库和泉水。通过采取适当的农业规范和含水层保护政策,可以在很大程度上降低因表土流失或地表径流而造成水污染的风险。

娱乐活动可能通过粪便排放直接污染水源,或因排水故障以及公共设施中下水道和化粪池泄漏而间接造成污染。应给予充分的水源保护措施,适当限制娱乐活动或对娱乐用水进行相应的处理。在公众可以进入水库的地方,应考虑提供厕所和洗手设施。

污水处理厂、化粪池和污水池的废水排放会大大增加地表水中的微生物含量。化粪池和污水池的安装应符合国家标准[42]。工业废水,特别是屠宰场和牲畜市场的工业废水,可能含有大量致病微生物,从而增加了水源污染的风险。污水处理产生的泥浆和固体废物以及动物粪便应根据《农业用污水污泥操作规范》(*Code of Practice for the Agricultural Use of Sewage Sludge*)[43]和《安全污泥基质》(*The Safe Sludge Matrix*)[44]严格控制,并须考虑设立保护或缓冲区。

5.4.3　水源的监测

对水源水进行定期监测将获得一般水质的信息,确定水质的季节性变化以及天气和其他因素对水质的影响。在水质发生微生物污染或怀疑有微生物污染存在的情况下,应进行调查并采取任何适当的补救措施。应该考虑引入更详细的微生物监测,包括额外的细菌、病毒和肠道寄生虫检测。微生物质量未知的新水源,应该进行适当的微生物监测以确定水质状态,从而评估拟定的水处理方案的充分性。

5.4.4　水处理与供应

水处理的目的是生产符合法定要求的健康水,并且在微生物和化学方面都是安全的,与水接触的材料没有腐蚀性,并且在感官上可接受。水处理过程包括絮凝和沉淀、过滤和消毒。根据水的来源和性质,可以使用其中的一种或多种方法。尽管每个处理方法都能够减少特定微生物的数量,但是任何处理方法都无法确保将它们完全清除。因此,在英国,消毒(通常通过加氯)是防止水中微生物污染的最终保障。

使用氯消毒时,应选择合适的剂量,以满足化学指标要求,并保证向用户供水之前达到足够的接触时间[11]。在整个分配系统中应保持适当的余氯,如果存在微生物生长的风险,则最好确保在用户水龙头处存在余氯。龙头水存在余氯也表明没有二次污染[11]。因此,在水处理厂和配水厂中定期监测余氯是至关重要的[3]。

微生物对氯的敏感性不同(按耐氯性降序排列为原生动物的孢囊、细菌的孢子、肠病毒和肠道细菌)。对于管理良好的水处理单位,可以通过氯浓度和接触时间的优化组合实现肠道病毒和致病菌的有效灭活。然而,由于加氯不足或未安装、使用消毒设施,发生了某些介水传播疾病事件[34-35]。

饮用水加氯消毒会产生氯的味道和气味,从而引起一些用户投诉。另外,消毒副产物(最明显的是三卤甲烷)的形成也引起了关注。因此,在不影响微生物灭活的前提下,应谨慎管理加氯量和余氯水平。尽管如此,饮用水供应的微生物安全至关重要[11],氯消毒在微生物灭活方面有其自身的优势。

尽管水厂的设计、操作和维护至关重要,但为充分评估饮用水的卫生质量和安全,必须保持适当的微生物监测频率。但是,应该根据水源、水处理所有阶段以及配水系统的实际情况和营运知识,全面评估微生物监测结果。处理过程的失败或不足,尤其是氯消毒环节,可能会产生严重的后果,但其他问题也会导致微生物安全性下降,例如空气阀和截止阀的污染,主管道和储罐的渗漏、交叉连接、回流和文丘里效应。地下水微生物质量的突然变化可能是由于污水池泄漏、集水场受到意外或非法污染,或污染物质通过地质断层、裂缝或通过井和井壁缺陷进入地下水。如果结构不牢,则长期干旱后的大雨可能会增加水源和蓄水库污染的风险。长期干旱下井中抽水量的增加,也可能导致优质水源受到污染。每当出现上述情况或其他环境条件变化时,应仔细选择采样位置并增加微生物指标的检测频率,以便迅速识别水质变化并采取适当的措施。

5.4.5　供水系统中的生物膜

在低营养的水环境中,微生物优先在表面定居,而不是呈浮游状态生长。

水表面的营养水平较高,且对细菌起到保护作用,使其免受不利环境影响。定居在表面的微生物嵌入生物体产生的胞外聚合物质中形成生长层,该生长层称为生物膜。生物膜在配水系统中通常很薄,不超过几百微米。在自然环境和配水系统中,生物膜通常由微生物混合组成,包括细菌、真菌和原生动物。生物膜中一种生物的代谢副产物可以为其他生物提供营养,这使原本无法自行生长的生物(如军团菌)得以繁殖。生物膜的分布可能是零散的,甚至在几毫米或更短的距离内也会有很大的变化。生物膜还可以通过吸附淤泥、沉积物、无机沉淀和腐蚀产物,积累外源性的有机和无机成分,从而为微生物生长提供营养。

任何与水接触的材料都无法杜绝产生生物膜。但是某些材料可能比其他材料更利于生物膜生长。为了保持配水系统中的水质,不应使用利于生物膜生长的建筑材料。非金属材料的选择应符合 BS 6920[45],包括促生长试验。

配水系统中发生的大部分微生物繁殖可能发生在生物膜中,而大多数浮游生物可能来自生物膜的脱落或破裂。消毒过程中存活下来的生物(包括大肠菌群在内)可以附着在生物膜上进行生长繁殖。生物膜之所以需要引起重视,因为它会导致配水系统中可能出现的许多问题。它们可能会促进或引起管道腐蚀,导致异味、水变色,滋生病原体而增加了对氯的需求,并为总大肠菌群再生长提供了场所。生物膜会影响消毒剂对微生物的效力,对生物膜中的生物体进行特定程度的消毒所需的氯接触时间可能比对水中相同量的悬浮微生物进行相同程度的消毒或灭活所需的接触时间长数百倍甚至数千倍[46]。因此,即使水中含有正常浓度的余氯,生物膜也可能会继续生存和生长。这种消毒效率的降低是由生物膜影响了消毒剂的扩散,以及生物膜中生长的生物的生理变化所引起的。一氯胺的消毒效率低于氯。

通过检测管网水的菌落总数(浮游状态)来评价其微生物质量并不准确,这是因为许多处于浮游状态的生物不能在常规培养基上生长。此外,由于难以收集到具有代表性的生物膜样品,测量生物膜形成的程度尤为困难。在可能存在生物膜相关问题的区域,可进行其他物理和化学指标的测定,例如总有机碳和可同化有机碳、溶解氧和温度。水样中未检测到微生物并不意味着没有生物膜存在。

第 6 章

食品生产中的水和其他特殊情况

为用户供应健康的饮用水是自来水公司的法律责任。对于自来水公司管理范围以外的配水系统，水的质量（铅和铜参数例外）将由所供房屋的业主或占用人负责。这些责任在《水行业法》[2]第 73 条中进行了描述。

安装不当的供水装置和系统、来自其他水源的回流或交叉污染，以及储水和分配系统设计或维护不当都可能导致供水污染。《供水（供水装置）条例》[The Water Supply（Water Fittings）Regulations][47]对防止自来水污染、浪费和滥用做出了规定。供水行业对供水装置实施评估和测试，其中包括测试其促进微生物生长的潜力，以确保供水装置符合相关法规的要求[48]。

在不能直接获得总水管直接供水的情况下，更要注意用水安全。需要特别注意以确保整个水供应过程的水质。如果不能确定供水水质的卫生状况，应在出水口处清晰标注"不可饮用"。在使用前将此类水煮沸和提供瓶装水可能比维持供水更可行。但是，即使在这种情况下，也应注意确保储存设备的清洁、维护良好并定期消毒。

6.1 食品生产中的水

相关法规[3,5]规定自来水公司需要在其职责范围内提供安全、健康的水，应按照法规中规定的浓度或值来判定饮用水是否"安全、健康"。健康水不是无菌水，未经进一步处理，可能不适用于所有生产用途。是否可以直接使用还要根据具体生产用途来确定。

大型建筑物中的管道系统非常复杂。供水装置和系统安装不当、储水设备维护不善、局部供暖回流、交叉污染以及不合格供水管材的渗漏都可能造成污染。

食品生产场所内的供水应接受风险和危害评估，以确保在整个生产过程中保持适当的水质。详细建议可在其他文件[49-50]中获得。

6.2 医院及其他机构

建筑物的供水可能是由自来水公司提供，也可能有自己的私人供水或混合使用。大多数建筑物可能具有一个或多个储水设施，以应对不断变化的需求，并在紧急情况下能够维持一定时间的饮用水供应。许多医院和其他大型综合体由各种不同年代的建筑物组成，管道使用不同的材料建造，通常会有长而复杂的管路，有时带有"盲管（deadlegs）"。构造不良的系统可能包含不合适的材料，或导致冷水供应温度升高。

用于微生物检测的水样应从进水主龙头（如厨房水龙头）中采样。根据对建筑物内配水系统和用水的了解，应考虑以下附加采样点：

（1）用于饮用水、食品制备或烹饪目的的储水箱入口。

（2）用于饮用水、食品制备或烹饪目的的储水箱出口。如果储水箱很大，则应从可能停滞的区域采样，这可能会涉及浸入式采样方式[51]。

（3）建筑物系统与管网配网相关的其他代表点（如配水支管的开始、中间和结尾）。应检查管道布置，以确定终端总管的位置。

（4）供应厨房、制冰机、高度专业化的洗衣机或净水机。

细菌学分析取决于当地情况，但至少应包括总大肠菌群、大肠埃希氏菌和肠球菌的分析。菌落总数可以提供有关水循环的有效信息，并确定潜在的问题区域。如果检测到大肠埃希氏菌或肠球菌，应立即调查污染源，并进一步采样进行检测。对铜绿假单胞菌或气单胞菌属的检测可能有助于污染源调查。

对于水温不超过 25 ℃，并且保持在 20 ℃以下的理想情况，通常不需要对饮用水进行常规的军团菌采样检测。应用采样方案时应遵循建议[29]。如有需要,通常可以从水箱、水箱最远的出口以及特别关注区域的水龙头采集样品。如果要寻找水龙头的菌落,可以在不对水龙头进行消毒的情况下采集样品;如果要调查供水系统的菌落,则可以在消毒后收集水龙头中的样品。对于常规监测,如果目的是确认使用点的控制时,则可能适合在不消毒水龙头的情况下采集样本。热水系统,尤其是在未遵循公认的温度范围时,更需要进行采样监测。可以从不同位置收集样品,包括热水器出口或离它最近的水龙头、热交换器或离它最近的水龙头以及装有排水阀的热水器的底部。此外,还包括热水器最远的出口和特别关注区域的出口。在复杂的系统中,采集样本应具有代表性。为了代表整个热水系统的水质情况,应采集经过处理的循环水,而不是从临时储存的水中采样(如通过恒温混合器控制的水龙头和淋浴器)。也可根据风险评估的结果进行采样。

6.3 水箱和加水车

饮用水供应应使用专用的水箱和加水车。否则,应在使用前进行适当清洁。水箱和加水车应采用不利于微生物生长的材料且能够耐受 50 mg/L 游离氯,其设计应能够完全将水排空,并易于内部检查和消毒。所有舱口均应紧密贴合并能够锁定。不使用时,应将水箱和加水车排空。所有的设施在用于储水之前,应先进行清洁和氯消毒。

水在灌装过程中特别容易受到污染。在罐装之前应对立管和软管进行冲洗,将软管喷嘴浸入适当的消毒液中进行消毒,确保其不受污染。

6.4 建筑物、轮船、火车、飞机和旅游车上的饮用水箱

所有用于储存和供应饮用水的水箱应专用。水箱应采用不利于微生物生长的材料且耐受 50 mg/L 的游离氯,其设计应能够完全将水排空,并易于内部检查和消毒。

所有设施在储水之前,应先进行清洁和氯消毒。应定期排空,进行清洁和消毒。

水在灌装过程中特别容易受到污染。在罐装之前应对立管和软管进行

冲洗,将软管喷嘴浸入适当的消毒液中消毒,确保其不受污染。应避免与非饮用水系统的交叉连接和回流。

理想情况下,应从水龙头中采样,而不要使用浸入式采样技术,因为这样可以最大限度地减少污染的机会。

6.5　饮料自动售卖机

饮料自动售卖机可以手动灌装,也可以连接到供水系统。供应到饮料自动售卖机的水的质量对于最终产品的质量至关重要。由于饮料粉末(包括奶粉)的存在和温暖的环境,饮料自动售卖机有增加最终产品的微生物含量的可能,但这种污染并不常见。现代机器结合设计和清洁要求,有效地控制了污染风险。应当定期清洁机器,尤其注意对分配点的清洁。自动售卖机中与粉状成分接触的零件应定期进行现场或场外清洗,必要时可更换为干净的部件。热饮应从机器内部保温储存罐中供应。

饮料自动售卖机的指示微生物和菌落总数的采样和分析应包括进入自动售卖机的水和灌装后的水。如果是手动灌装的,则还应从储罐中采样。细节和建议在其他文件[52]中提供。

6.6　家用过滤器、入口点和使用点设备

有许多商业设备可用于改善水的微生物或化学质量,包括颗粒活性炭过滤器、离子交换过滤器和反渗透装置。这些设备可以安装在供水系统入户处(入口点设备)或单个水龙头处(使用点设备)。

安装和维护此类设备时,应始终遵循制造商的说明。通常必须使用止回阀以防止进水污染。应按建议的时间间隔进行滤芯更换或再生,否则微生物的生长可能会导致水质恶化。

6.7　制冰机

制冰机通常直接与进水相连。与自动售卖机一样,如果机器和配制区域

未保持清洁,或者未遵循正常的卫生程序,则最终产品可能会被微生物污染。指示微生物和菌落总数的采样和分析,应包括进入机器和储罐的水以及在制冰机里的冰。

6.8 瓶装水

在英国,瓶装水的质量由食品标准局(Food Standard Agency)[6]监管。除法定抽样和分析要求外,还应考虑从源头、装瓶过程的各个阶段以及最终产品阶段,对指示微生物和菌落总数进行测定。如果检测到污染,则可能需要停止生产,直到最终产品的卫生质量得到保证。

第 7 章

私人供水

在英国,约有 1% 的人口由私人供水,应通过立法对私人供水进行指导,以保护公众健康。

7.1 定义

私人供水是指除法定供水承办人以外的任何供水[2]。就法规而言,私人供水总是由水源来定义。它不包括进入私人服务水库或私人配水系统(如在大型建筑物中)后的公共自来水。对于工业、灌溉或动物用途的私人供水,饮用水质量法规不适用。

尽管英国城区有一些私人供水,主要用于工业用途,但大多数私人供水都位于偏远的农村地区。私人供水的水源可能是井、井眼、泉水、河流、溪流、湖泊或池塘。其供应可能仅服务一个用户,或通过管网服务更多用户。

在英格兰、苏格兰和威尔士,大约有 70 000 个私人供水,为大约 450 000 位居民提供生活用水。这些私人供水中约有 40 000 个在独立住宅中为人们提供服务。越来越多的人使用私人供水,例如用于粮食生产和为医院、旅馆或露营地等其他场所供水。

7.2 立法与指导

在英国,立法仍然是地方当局的长期职责,以使其了解所在地区的公共和私人供水的充足性和安全性。当前法规[4]要求地方当局采样并进行分析，以保护公众健康。这些法规只适用于家庭饮用、烹饪、洗涤、食品制备和食品生产商业用途的用水。

私人供水[4]的水质标准实质上与公共供水[3]的水质标准相同。私人供水的采样要求取决于是大型供水还是小型供水。根据《水工业法》[2]，地方当局有权要求对不卫生的供水进行改进。立法旨在使地方当局能够根据个别供水的具体情况采取行动。有关地方当局、私人供水的所有者和用户风险评估和处理的详细指南，请参见其他文件[37]。

7.3 公共卫生注意事项

地方当局、私人供水的所有者和用户必须意识到未经处理的水和潜在污染的风险，并且必须着重评估这些风险。应该采取措施防止水被污染，而不是依靠水处理。尽管许多私人供水提供安全的源，但也存在污染风险，因此通常不适用于公共供水。风险包括以下几种情况：

（1）农场动物可能无限制地进入水源集水区、井口或泉水收集室；

（2）水源保护不足，易受到地表径流和农业活动污染。

（3）可能靠近私人排污系统。

（4）处理设施不足或维护不善。

防护措施包括建立围栏，使其远离农场动物，设置合适的排水渠道以转移地表径流和雨水。井眼和井孔应覆盖并密封，收集室应保持良好状态，并防止动物进入和某些农业活动。

如果已知或怀疑水被微生物污染，应将其煮沸或提供其他替代饮用水。

第 8 章

微生物监测

微生物监测可用于评价水质情况,预报水质的污染趋势,以保证水质卫生、安全。

8.1 违反微生物标准的行为

当在水处理厂出口、配水池、水塔或自来水龙头中的水样检测到总大肠菌群、大肠埃希氏菌、肠球菌、产气荚膜梭菌或任何病原体时,应在同一天开展进一步调查。如果证实产气荚膜梭菌与健康风险或操作变化无关,则无须进行调查。进一步的调查应至少包括以下方面:

(1) 从与原始样本相同的位置以及相关点检查更多样品(这项检查应包括对与原始样品相同类型的微生物进行分析,如果原始分析中未包括肠球菌和产气荚膜梭菌等更广泛的微生物,则应对这些指标进行检测)。

(2) 对原始样品中检测到的菌落进行适当的确认试验。

(3) 在适当的情况下,立即检查:① 处理厂的运行(如化学剂量、过滤或消毒系统的正常运行);② 供水管网是否受到污染(如干管爆裂或泄漏、进入配水池、虹吸回流、压力损失或交叉连接);③ 原水来源,以确定可能的污染;④ 采样龙头;⑤ 采样和实验室程序。

如果(2)处的调查证实不存在总大肠菌群、大肠埃希氏菌或其他假定的微生物,则无须采取进一步措施。但是,应记录额外操作样本和检查的结果。

如果在配水系统或特定地点反复检测到假定的微生物，则应进行进一步调查，以确认该微生物及其来源。如果这些调查表明存在实际或潜在的微生物污染，则应立即采取有效的补救措施，以确保恢复符合要求的微生物水平。如果检测到大量指示菌，则需要引起重视。补救措施将取决于当地情况以及对公众健康的潜在影响，但在适当情况下，它可以包括以下几方面：

（1）考虑是否建议用户将用于饮用和食品生产的水煮沸，或建议不使用，也可以提供替代饮用水。

（2）在水处理厂或配水系统中增加消毒剂量。

（3）纠正水处理的运行，包括化学剂量、过滤和消毒。

（4）维修、清洁、冲洗或对管道和配水池进行消毒。

（5）识别并纠正任何污染源。

（6）更换或加强保护原水。

在某些情况下，在完成长期措施之前，补救措施可能是短期的。

8.2　对重大微生物污染事件的应对

如果存在直接的健康风险，应立即采取紧急措施。

如果发现任何实际或潜在的严重微生物污染的证据，例如大肠埃希氏菌数量高、存在特定病原体以及消毒或过滤过程的严重失败，应采取紧急措施。假定供水中存在潜在的健康危害，在这种情况下，自来水公司应立即寻求专家建议。同时，自来水公司应采取以下行动：

（1）采取紧急措施保护用户。此措施可能包括以下方面：①继续供应水，但建议用户不要将水用于饮用和烹饪，或将水烧开；②切换到临时替代供水或为弱势群体（如婴儿等）提供合适的替代用水；③切断当前供应并提供合适的替代供应；④向所有用水者发布建议；⑤向新闻界和当地广播电台提供信息。

（2）采取一切合理措施，尽快恢复供水。

（3）依照商定的程序[3]立即通知地方当局和卫生当局的相关官员，并就正在采取和将要采取的适当行动进行磋商。任何时候，有关各方都应保持密切联系。

（4）根据情况的性质和严重性，加强运营监控，并记录所有此类监控和所采取措施。

（5）按照商定的程序尽快通知相应的水质监管机构。

自来水公司必须建立应急措施的程序化文件，并保持更新。所有相关人员应熟悉程序，并应定期进行演练。

8.3 回应水质投诉

自来水公司应确保其对用户关于饮用水水质的投诉进行恰当的回应。关于疾病的投诉可能是出现严重问题的第一个迹象，因此，应及时调查，并采集和分析水样。

关于其他类型的水质投诉，通常无须进行微生物分析。然而，检测到大量菌落总数、总大肠菌群、假单胞菌、放线菌、真菌或有证据表明存在生物膜，也可能是这些投诉的根源[31]。

8.4 操作性评估抽样

应定期检查出厂水、水源水和管网水的微生物质量。这有利于掌握水质的季节性或与天气有关的趋势，处理过程变化对水质的影响，以及重新分配或混合水源带来的影响。出于监管目的的检查由于数据少，可能不足以了解变化趋势。在这种情况下，自来水公司应考虑进行额外的操作性抽样调查。

参考文献

[1] Council of the European Union. Council Directive 98/83/EC of 3 November 1998 on the quality of water intended for human consumption [S]. Brussel: Council of the European Union, 1998.

[2] Stationery Office Ltd. Water industry act 1991 [S]. London: Stationery Office Ltd, 1991.

[3] Stationery Office Ltd. Statutory Instrument 2000 No.3184 The water supply (water quality) regulations 2000 [S]. London: Stationery Office Ltd, 2000.

[4] Stationery Office Ltd. The private water supply regulations 2002 [S]. London: Stationery Office Ltd, 2002.

[5] Stationery Office Ltd. Statutory Instrument 1989 No.1147 The water supply (water quality) regulations 1989 [S]. London: Stationery Office Ltd, 1989.

[6] Stationery Office Ltd. Statutory Instrument 1999 No.1540 The natural mineral water, spring water and bottled drinking water regulations 1999 [S]. London: Stationery Office Ltd, 1999.

[7] Council of the European Union. Council Directive 80/777/EEC of 15 July 1980 on the approximation of the laws of member states relating to the exploitation and marketing of natural mineral waters [S]. Brussel: Council of the European Union, 1980.

[8] Council of the European Union. Council Directive 96/70/EC of 28 October 1996 amending Council Directive 80/777/EEC on the approximation of the laws of member states relating to the exploitation and marketing of natural mineral waters [S]. Brussel: Council of the European Union, 1996.

[9] Hijnen W A M, van Veenendaal D A, van der Speld W H M, et al. Enumeration of faecal indicator bacteria in large volumes using in site membrane filtration to assess water treatment efficiency [J]. Water Research, 2000,34(5): 1659 - 1665.

[10] Edberg S C, Rice E W, Karlin R J, et al. *Escherichia coli* : the best biological drinking water indicator for public health protection [J]. Journal of Applied Microbiology, 2000,88(29): 106S - 116S.

[11] World Health Organisation(WHO). Guidelines for drinking water quality, volume 1 recommendations [R]. 2nd ed. Geneva: WHO, 1993.

[12] Waite W M. A critical appraisal of the coliform test [J]. Journal of the Institution of Water Engineers and Scientists, 1985,39: 341 - 357.

[13] Geldreich E E. Microbial quality of water supply in distribution systems [M]. Boca Raton: CRC Press , 1996.

[14] Standing Committee of Analysts. The microbiology of water 1994—part 1—drinking water [R]. Bristol: Environment Agency, 1994.

[15] Standing Committee of Analysts. The microbiology of drinking water (2002)—part 4—methods for the isolation and enumeration of coliform bacteria and *Escherichia coli*(including *E. coli* O157: H7) [S]. Bristol: Environment Agency, 2002.

[16] Edberg S C, Patterson J E, Smith D B. Differentiation of distribution systems, source water and clinical coliforms by DNA Analysis [J]. Journal of Clinical Microbiology, 1994,32(1): 139 - 142.

[17] Standing Committee of Analysts. The microbiology of drinking water (2002)—part 5—isolation and enumeration of enterococci by membrane filtration [R]. Bristol: Environment Agency, 2002.

[18] Standing Committee of Analysts. The microbiology of drinking water (2002)—part

6—methods for the isolation and enumeration of sulphite-reducing clostridia and *Clostridium Perfringens* by membrane filtration [R]. Bristol: Environment Agency, 2002.

[19] Standing Committee of Analysts. The microbiology of drinking water (2002)—part 7—the enumeration of heterotrophic bacteria by pour and spread plate techniques [R]. Bristol: Environment Agency, 2002.

[20] American Public Health Association. Standard methods for the examination of water and waste water [R]. 19th ed. Washington D C: American Public Health Association, 1995.

[21] Mara D D, Oragui J I. Bacteriological methods for distinguishing between human and animal faecal pollution of water: results of field work in Nigeria and Zimbabwe [J]. Bulletin of the World Health Organisation, 1985,63: 773 - 783.

[22] Mead G C. Isolation and significance of *Streptococcus faecalis* sensu strictu [J]. Nature, 1964,204: 1224 - 1225.

[23] Standing Committee of Analysts. The microbiology of drinking water (2002)—part 10—methods for the isolation of *Yersinia*, *Vibrio* and *Campylobacter* by selective enrichment [R]. Bristol: Environment Agency, 2002.

[24] Standing Committee of Analysts. The microbiology of drinking water (2002)—part 9—methods for the isolation and enumeration of *Salmonella* and *Shigella* by selective enrichment, membrane filtration and multiple tube most probable number techniques [R]. Bristol: Environment Agency, 2002.

[25] Standing Committee of Analysts. Methods for the isolation and identification of human enteric viruses from waters and associated materials 1995 [R]. Bristol: Environment Agency, 1995.

[26] Standing Committee of Analysts. Isolation and identification of *Cryptosporidium* oocysts and *Giardia* cysts in waters 1999 [R]. Bristol: Environment Agency, 1999.

[27] Stationery Office Ltd. Food standards agency report of the study of infectious intestinal disease in England [R]. London: Stationery Office Ltd, 2000.

[28] Standing Committee of Analysts. The microbiology of drinking water (2002)—part 8—methods for the isolation and detection of *Aeromonas* and *Pseudomonas aeruginosa* by membrane filtration [R]. Bristol: Environment Agency, 2002.

[29] Health and Safety Commission. Legionnaires' disease: the control of legionella bacteria in water systems [M]. Sudbury: Health and Safety Executive (HSE), 2000.

[30] Standing Committee of Analysts. The collection and processing of water and other environmental samples for the detection of legionella bacteria 2002 (in preparation) [R]. Bristol: Environment Agency, 2002.

[31] Standing Committee of Analysts. The assessment of taste, odour and related

aesthetic problem in drinking waters 1998 [R]. Bristol: Environment Agency, 1998.

[32] Hunter P R. Advice on the response from public and environmental health to the detection of cryptosporidial oocysts in treated drinking water [J]. Communicable Disease and Public Health, 2000,3: 24 - 27.

[33] Galbraith N S. Historical review of microbial disease spread by water in England and Wales [M]. London: Smith Gordon and Company Limited, 1994: 15 - 37.

[34] Tillett H E, de Louvois J, Wall P G. Surveillance of outbreaks of water-borne infectious disease: categorising levels of Evidence [J]. Epidemiology and Infection, 1998,120(1): 37 - 42.

[35] Benton C, Forbes G I, Paterson G M, et al. The incidence of water-borne and water-associated disease in Scotland from 1945 to 1987 [J]. Water Science and Technology, 1989,21(3): 125 - 129.

[36] Water UK. Principles of water supply hygiene and technical guidance notes [R]. London: Water UK, 1998.

[37] Drinking Water Inspectorate. Manual on treatment for small water supply systems [R]. Medmenham: WRc Ltd, 2001.

[38] Code of good agricultural practice for the protection of water [R]. London: Ministry of Agriculture, Fisheries and Food and Welsh Office Agriculture Department, 1998.

[39] Standing Committee of Analysts. Policy and practice for the protection of groundwater [R]. Bristol: Environment Agency, 1998.

[40] Scottish Office Agriculture, Environment and Fisheries Department. Prevention of environmental pollution from agricultural activity [R]. Edinburgh: Scottish Executive Rural Affairs Department, 1997.

[41] Water Authorities' Association. Operational guidelines for the protection of drinking water supplies: safeguards in the operation and management of public water supplies in England and Wales [R]. London: Water Authorities' Association, 1988.

[42] British Standards Institution (BSI). British Standard 6297: 1983 Code of practice for design and installation of small treatment works [S]. London:BSI, 1983.

[43] Department of Environment. Code of practice for the agricultural use of sewage sludge [S]. London: Stationery Office Ltd, 1996.

[44] Agricultural Development and Advisory Service (ADAS). The safe sludge matrix-guidelines for the application of sewage sludge to agricultural land [R]. London: ADAS, 2001.

[45] British Standards Institution(BSI). British Standard 6920: 1996 Suitability of non-metallic products for use in contact with water intended for human consumption with regard to their effect on the quality of the water [S]. London:BSI, 1996.

[46] LeChevallier M W, Cawthorn C D, Lee R G. Inactivation of biofilm bacteria [J]. Applied and Environmental Microbiology, 1988,54: 2492 - 2499.

[47] Stationery Office Ltd. Statutory Instrument 1999 No. 1148 The water supply (water fittings) regulations 1999 [S]. London: Stationery Office Ltd, 1999.

[48] Water Regulations Advisory Scheme (WRAS). Water fittings and materials directory [R]. London: WRAS, 2002.

[49] Campden and Chorleywood Food Research Association(CCFRA). Guideline No. 21 Water Quality for the Food Industry: An Introductory Manual [R]. London: CCFRA, 1998.

[50] Campden and Chorleywood Food Research Association(CCFRA). Guideline No. 27 Water quality for the food industry: management and microbiological issues [R]. London: CCFRA, 2000.

[51] Standing Committee of Analysts. The microbiology of drinking water (2002)—part 2—practices and procedures for sampling [R]. Bristol: Environment Agency, 2002.

[52] Chadwick House Group Ltd, Automatic Vending Association. Industry guide to good hygiene practice: vending and dispensing guide supplement (to the catering guide) [R]. London: Chadwick House Group Ltd, 2000.

第二部分

采样操作与程序

第二部分旨在为饮用水、地下水、河水和海水、废水和污水以及淤泥、沉积物和生物群的采样和分析提供权威指导。

在理想情况下,所有方法都应通过性能测试进行全面评估。还应采集细菌拭子。这些方法必须能够在规定的或预先确定的可接受偏差和检测限度内,确定样品中的参数浓度是否超出限值。

每种方法的操作步骤所采用的公差,例如所用试剂的质量或体积,由实验室自行决定。这些公差应尽可能低,以满足严格的性能标准。在大多数情况下,公差应在 1%~5% 的范围内。公差越小,精度越高。

这些方法中,例如波长、储存条件、试剂的浓度等参数信息可能存在差异。这些参数信息由各自管理体系下运行的各个实验室提供,并取决于每个实验室的具体条件。假设有足够的数据支持和证明这些参数信息的合理性。实验室在使用或改变所引用的波长、储存条件、浓度等参数时,应确保它们适用于自己的实验室,并进行验证以满足方法的性能。此外,想要获得满意的结果,良好的实验室规范和质量控制是必不可少的。

本部分的分析程序只能在设备配备齐全的实验室中进行,且需有训练有素的检测人员的监督。检测人员应遵循所有可能的安全预防措施和采集样品,并保留一定规范的要求,包括《工作健康与安全等法案(1974)》

（*Health and Safety at Work etc Act 1974*）和根据该法案制定的所有法规，以及《有害健康物质控制条例（2002）》（*Control of Substances Hazardous to Health Regulations 2002*，SI 2002/2677）。如果在执行本部分所述的程序时存在特殊或异常危险，则应特别注意。

　　许多出版物提供了关于急救和实验室安全的实用细节。实验室应该参考这些建议，并保证所有分析人员可以随时获得这些信息。这些出版物包括由皇家化学学会于1992年出版的《化学实验室的安全操作规程》（*Safe Practice in Chemical Laboratories*）和《化学实验室中的危害》（*Hazards in the Chemical Laboratory*）；由微生物咨询委员会成员协会于1986年出版的《微生物安全指南》（*Guidelines for Microbiological Safety*）；由公共卫生实验室出版的《安全预防措施和指南》（*Safety Precautions，Notes for Guidance*）；由卫生署印制的《良好实验室规程》（*Good Laboratory Practice*）。

第 9 章

采样介绍

本章主要介绍设计采样方案时应考虑的诸多因素,确保与采样安全应考虑的事项以及确保采集具有代表性的样品所需要了解的细节。

9.1 采样方案设计

我们都应认识到,当进行水样采样分析时,不管采样体积(即提交给实验室进行分析的体积)是多少,这个样品只是所取水体的一小部分,无论该水体正在进行储存、生产还是分配。设计采样方案时应考虑诸多因素,其中包括但不限于以下几种:

(1)采样的原因;

(2)采样的位置是否合适,即是否符合采样目的;

(3)采样频率;

(4)用于获得代表性样品的采样技术;

(5)正确使用适合的容器采集样品;

(6)采样后样品的储存以及运输情况;

(7)分析方法和性能要求。

有关采样方案设计的详细建议可以从其他文件[1-3]中获得。英格兰、威尔士[4-8]、苏格兰[9]和北爱尔兰[10]的饮用水监管采样方案指南可以在其他地方获得。

在进行微生物参数采样时,采样人员的健康和安全以及保持样品的完整性至关重要。被采样的水体也应受到保护。对于大多数微生物检测,通常只需要一个独立的样品。然而,对于某些微生物参数,例如隐孢子虫,则需要连续采样技术。

9.2　健康与安全

在微生物样品采集前,应考虑是否进行风险评估,以确保采样人员的安全。相关考虑事项包括但不限于以下方面:

(1) 采样人员是否应该单独工作;

(2) 在高空或密闭空间工作的风险;

(3) 进入潜在的噪声环境;

(4) 靠近开阔的、具有潜在危险的水体;

(5) 采样过程所需的化学品和设备的风险。

每次采样都应进行风险评估,而且可能还需要在采样之前进行现场调查。

9.3　样品

正确的采样方式、合适的容器、适当的运输手段和储存方式都是微生物检测开始前的重要组成部分。例如,如果样品存在以下几种情况:

(1) 无法代表所调查的材料;

(2) 在采样过程中受到污染;

(3) 在分析之前,在运输过程或实验室中没有正确地储存;

(4) 在分析过程中受到污染。

那么,无论分析方法有多复杂或可靠,或者分析进行得多么好,报告的分析结果都可能具有误导性,并容易引起误解。

本部分所述采样程序同样适用于公共和私人供水。采样之前,了解水源地、相关的水处理或分配安排的相关细节以及其他因素对采样人员非常重要,这有助于确保所采集和提交给实验室的水样具有代表性。在某些情况下,可能需要采用特定的采样程序进行采样。

9.4 采样手册

采样手册中应包含采样程序、样品处理技术、保存和运输细节以及现场分析方法等信息。采样手册应提供给所有相关的采样人员。采样手册至少应包括以下内容：

（1）待测参数样品瓶或容器的说明。此外，还应说明样品瓶制备和储存的条件样品保存剂和保存剂的有效期或保质期以及样品瓶或容器的储存时间。

（2）在每个地点应采用的采样程序的详细说明，包括采样顺序。

（3）关于如何避免在采样期间发生样品污染的建议。

（4）关于样品储存和运输的建议，需要时还应包括分析前样品在实验室内储存的建议。

9.5 采样人员的培训

所有采样人员都应接受适当的培训以及培训考核，考核通过后才能在无监督的情况下工作。一旦接受培训，采样人员的表现应受到检查。每个采样人员的培训记录都应登记在案，例如

（1）所接受的培训；

（2）核实过程；

（3）为确定采样人员的能力而进行的考核、评估或评审（包括日期），以及相关的结论或建议；

（4）任何其他相关的资料。

在进行任何采样之前，采样人员应接受特定的卫生意识培训。除此之外，采样人员还应了解水的生产、分配和水质的基本原则和实践。同时，采样人员应掌握相关化学和微生物分析的基本知识。

应对所有采样人员的操作和流程进行培训和评估[11]。此外，还应对采样人员进行独立评审，以核实其是否使用了适当的采样操作。评审内容应包括样品采集、储存和运输程序，以及分析质量控制和现场检测（如 pH 值、浊度、电导率、游离氯和化合氯测定）用的试剂和设备的检查。

第 10 章

样品容器

对于大多数常规的指示微生物检测,样品容器通常为 300～500 mL 的采样瓶。一些检测,例如原动物生寄生虫、病毒或某些特定的检测,可能需要更大容量(如 10 L)的容器。

微生物的样品容器应只用于微生物采样,其材质应为预消毒的一次性塑料或优质的钠硼硅酸盐玻璃。所有的样品容器均不能含有任何有毒物质。如果使用非一次性容器,例如玻璃容器,那么这些容器在使用前应进行彻底清洁和消毒。玻璃容器不能用于食品生产或类似游泳池的场所,因为在这些场所,使用玻璃容器可能产生潜在危险,例如玻璃容器碎裂。另外,不应使用有任何缺陷迹象或明显不合标准的容器,例如损坏或脏污的容器等。

样品容器应贴上标签(详见 10.2 节),以便工作人员能够清楚地识别,标签上应包括以下内容:

(1) 样品名称;

(2) 采样的准确位置;

(3) 采样的时间和日期;

(4) 与样品相关的其他信息,如有必要,还应包括所需分析的详细信息。

上述信息可以直接写在标签上,或者使用电子数据记录设备直接获得。

准备好的容器应存放在干燥、安全且维护良好的地方,以防止在使用前意外污染。

10.1　容器的准备

微生物分析完成后,应采用适当的方式处理剩余样品。对于可重复使用的容器,应彻底清洗和灭菌;对于一次性微生物容器,应确保无菌。消毒容器应按规定存放并做好记录,同时所有微生物容器都应贴上适当的标签并做好采样记录。

10.1.1　可重复使用的容器

微生物分析完成后,应丢弃剩余样品,并使用无磷无毒洗涤剂彻底清洗,然后用蒸馏水、去离子水或类似品质的水进行彻底冲洗。冲洗后,将容器排空。实验室用清洗机可以自动执行这些程序,并提供合适的洗涤周期以容纳多个容器。

经过处理的水通常含有微量消毒剂,如氯或氯胺等物质。因此,在采样和分析之前,应向所有用于微生物分析的容器中加入足量的无菌硫代硫酸钠溶液,以中和样品中残留的消毒剂。这是为了确保采样后,样品中的消毒过程不再继续。当进行隐孢子虫测定时[12],不需要添加硫代硫酸钠溶液。

供水的 pH 值通常为 6.5～9.5,加入五水硫代硫酸钠溶液(浓度为 18 mg/L)应能够中和样品中所含有的游离氯和化合氯(5 mg/L)。据报道[13],该浓度硫代硫酸钠不会对大肠埃希氏菌(*E. coli*)和总大肠菌群产生不利影响。

对于每 100 mL 样品,需要向空的干净且干燥的容器加入约 0.1 mL 新制硫代硫酸钠溶液(1.8% m/v①)。加入试剂后,容器应盖上盖子或塞上塞子。需要时(如带玻璃塞子的瓶子),塞子外应包覆上其他材料(如铝箔)。盖上盖子或塞上塞子后,容器应通过高压灭菌器,在 121 ℃ 高压灭菌 20 min,或在 160 ℃ 带风扇的烘箱中加热 60 min 进行干热灭菌。然后将经灭菌处理的容器从高压灭菌锅或烘箱中取出,冷却,并妥善保存。

应定期对灭菌后的容器进行检查,以确保硫代硫酸钠对氯溶液的中和效

---

① m/v 表示该浓度为质量-体积百分浓度。

果。例如，向含有 0.5 mL 1.8% m/v 硫代硫酸钠溶液的 500 mL 无菌样品瓶中加入 500 mL 浓度为 5 mg/L 的氯溶液，并测定游离氯和化合氯含量。检查的次数和进行检查的频率应与灭菌和储存的容器数量相适应。如果检查发现硫代硫酸钠溶液不足以中和消毒剂，则应将该批容器，重复清洗和灭菌。

样品容器的塑料盖子或带有硅橡胶衬里的金属盖子，可以进行高压灭菌。如果使用带有磨砂玻璃塞子的瓶子，那么灭菌之前，应在塞子和瓶口之间插入一条薄的防油纸或铝箔。这样可以防止塞子与瓶口发生熔合，使得灭菌后容易取下塞子，还可以防止容器冷却过程中出现损坏。

对于每批样品瓶都应该监控、验证其灭菌过程，例如灭菌时，在适当位置放入校准的温度探针进行监控。这可以证明该批样品瓶是否都经过了适当的热处理。虽然仅使用指示胶带可能不足以验证这一过程，但它是热处理的一个有用的视觉辅助工具。该过程是样品瓶堆叠、灭菌过程符合规范的证据。指示胶带通常被称为高压灭菌带，主要用于湿热灭菌，也可以用于干热灭菌。

只有样品瓶灭菌过程被证明符合规范时，才能用于采样。灭菌设备应根据操作说明，定期进行检修和校准，以确保正确的循环时间，保证压力和温度达到要求。

每批（正确灭菌的）容器都应该清晰识别，例如使用批号、过期日期（即样品容器可以使用的日期范围）。重复使用的样品容器通常应在添加硫代硫酸钠溶液并灭菌后的三个月内使用。到期日前未使用的容器应从存放处取出，进行重新清洁、灭菌或视情况丢弃。

10.1.2　一次性容器

对于一次性微生物样品容器（即只用一次的容器），可以购买含有正确含量消毒剂中和剂的无菌容器（通常通过辐照灭菌）。这些容器通常包括一个带盖子的塑料瓶，以及指示盖子是否被打开过的封口膜。如使用一次性无菌容器，瓶盖应完好无损，且保持密封，只有在采样时才拧开瓶盖。如果在采样之前盖子已经破裂或被打开，则应丢弃该容器。容器应随附说明书或证书，以证明其经过符合规范的灭菌过程，以及含有正确含量的消毒剂中和剂。应定期对这些容器进行目视检查，以确保它们没有损坏或存在缺陷，且含有中和剂。

应检查适当数量的容器，以确认它们是无菌的，并确保容器含有正确含量的中和剂。

含有消毒剂中和剂的一次性无菌容器的有效期通常由制造商指定。保存适当时，有效期通常为一年。

10.1.3　容器储存和质量控制

灭菌容器应存放在清洁、干燥且温度合适的专用区域。应建立文件化的质量控制体系，并记录有关灭菌、中和剂、储存和有效期的检查细节。此外，如果微生物容器储存和使用的地方较为偏远，也应进行类似的检查并记录。该文件化的质量控制体系还应包含检查结果不佳时应采取的详细措施。

无论使用哪种类型的微生物容器，工作人员都应定期检查提交给实验室的微生物样品，以确保样品中检测不到氯或其他消毒剂[14]。微生物检测结束后，应尽快对容器中剩余的样品进行检查。若消毒剂有检出，则应对同一批容器进行进一步检查。如果发现剩余微生物样品中含有氯或其他消毒剂，则不能报告该水样的结果，应重新采样并检测。

10.2　容器标签与采样记录

所有微生物容器都应贴上适当的标签，可以使用不干胶标签。对于可以重复使用的容器，应在分析完成并报告结果后，在随后的清洗和灭菌之前去除标签。标签可以是预印的，也可以包括条形码，但是标签上的信息应该是永久性的，例如使用防水油墨。手写标签上的信息也应永久记录。除此之外，还应建立文件化的系统，以确保所有样品都有适当的采样信息，并保存记录。采样信息应包括以下几方面：

（1）唯一的实验室样品参考编号或代码；

（2）采样的日期及时间；

（3）采样点的准确位置；

（4）所采水样的类型（如原水、过滤水、经处理水、供水等）；

（5）采样的原因（如合规性、运作、投诉等）；

（6）采样人员的身份；

（7）游离氯和化合氯浓度（如适用）；

（8）所需分析的细节；

（9）任何其他有关细节。

这些信息可以记录在样品工作表或日志之中。样品标签可以包含以上部分或全部信息。适用时，还应包括采样器工作表、日志或记录簿，以及现场采样时记录和储存在电子记录设备中的信息。如从同一位置或采样点采集大量样品，每个容器都应该带有唯一的标签。

采样操作过程中发现或遇到任何异常事件或情况都应在采样时记录下来，包括与采样或样品情况有关的任何信息。这类信息对于正确解释微生物结果有很大价值。这些信息可能包括：

（1）采样水龙头的类型和状况；

（2）是否有防飞溅附件或插件；

（3）消毒方法；

（4）水样的感官质量；

（5）天气条件（特别是在户外采样时）；

（6）任何在采样过程中观察到或遇到的异常特征；

（7）采样时现场测试的结果。

持续记录这些信息有助于了解这些因素对采样过程的影响。

采样点的位置应足够详细，以便能够从相同的位置重复采样。对于固定采样点（见图10-1），如水厂和配水库的采样点，应在其上面或附近贴上永久通知或标签，以指示水龙头的确切位置及其使用的可能原因，以及水的性质或类型。还有其他一些可能对采样人员有用的细节，例如采样前充分冲洗水龙头中存水所需的时间。

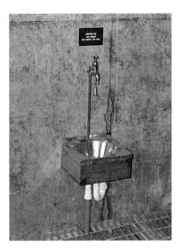

图 10-1　标有相关标识的
固定采样点示例
（彩图请见附录 C）

第 11 章

采样程序

在进行微生物采样的同时,可能需要在现场进行物理和化学测试。由于不同的参数需要不同类型的样品和采样瓶。因此为了确保获得合适的样品,正确的采样顺序以及相关的现场测试至关重要。此外,采取措施消除或减少不同采样操作之间发生交叉污染的可能性也很重要。虽然用于物理和化学检测的样品不需要使用"无菌技术",但在采集微生物样品时,必须使用"无菌技术"。

11.1 采样顺序

样品采集顺序如下:

(1)需要首先采集的样品通常称为"第一批次样品"。在这种情况下,采样之前不应该使用该水龙头。而且,所采水样应包含长时间处于静止状态的水,例如管道过夜的水。这类样品包括在用户处采集用于铅、铜和镍等分析的样品。一旦打开水龙头,应使用合适的流速将足够的水收集到合适的容器中,然后将容器密封,提交实验室进行分析。

(2)采集完"第一批次样品"后,应打开水龙头并保持开启状态,以便清除水龙头和管道中包含的碎片、沉积物或生物膜。根据具体情况,此冲洗过程可能需要几分钟或更长时间。

(3)然后应采集用于现场物理和化学测试的样品。当水龙头和管道没有碎屑、沉淀物或生物膜后，用合适的容器采集足够的样品。该样品可用于余氯、pH 值、温度、浊度和电导率等的分析，并需要在现场记录分析结果。

（4）接下来应采集用于实验室物理和化学测试（包括有机物测试）的样品和用于无脊椎动物测试的样品。这些样品可以在现场测试完成之前或之后采集，但应确保在水龙头和管道中的碎屑、沉淀物或生物膜冲洗干净后进行。

（5）当阶段（1）至（4）完成后（包括现场测试），应关闭水龙头，然后对水龙头进行消毒。水龙头的消毒程序应考虑当地的做法和安全因素。用含有 1% 有效氯（相当于 10 000 mg/L 的氯）的次氯酸钠溶液浸泡水龙头或使用小型专用丙烷或丁烷燃烧器灼烧水龙头是两种常用的消毒方式。这两种方式各有优缺点（参见 11.2.1 节和 11.2.2 节），当地政策应规定使用哪种程序。

（6）在完成第（5）阶段所述的消毒程序后，应打开水龙头放水，以清除水龙头或管道内所含的消毒剂或热水。根据具体情况，冲洗过程可能需要几分钟或更长时间。如果使用次氯酸钠溶液消毒，应再次测定游离氯浓度，以确保浓度恢复到先前测定的水平。然后采集微生物样品，如果需要，还应采集细菌拭子。

微生物样品应收集在含有足够消毒剂中和剂的无菌容器中。为了获得符合要求的微生物样品，需要使用无菌技术（即尽量减少污染）。采样之前，游离氯和化合氯浓度应与先前测定的水平一致。水龙头的水流应调整到稳定而平缓的流速，以便在容器装满时不会引起飞溅，并且在采集样品时不会发生变化。如果使用可旋转的水龙头，则在设置流量后，不应移动水龙头。如果流速发生变化，则应弃置容器，并使用新的容器进行采样。并且应按照上文第（2）阶段所述进行放水，确保采样前，在水龙头和管道中可能因水流变化而脱落的碎屑、沉淀物或生物膜被完全清除。

用容器采样时，工作人员应用一只手握住容器，另一只手取下塞子或盖子，同时注意不要接触容器的顶部或颈部。不应冲洗容器，不应将塞子或盖子放置在任何表面上。水龙头流出的水流应稳定而平缓，（在这种流速下）用容器采集样品，并在容器中留一个小气隙或头部空间。同时应避免飞溅，容器中的水样不应溢出。样品采集后，应立即用塞子或盖子密封容器，同样需要注意不要接触容器的顶部或颈部。小气隙或顶部空间应足够大，以确保密封容器能倒置，以及确保样品能够充分混合。采集后的样品应保持低温状态,例如将其放在隔热的冷藏箱或冰箱中,然后运输到实验室(详见 11.5 节)。如果在采样时发生污染或怀疑有污染,则应丢弃样品和容器,并使用另一个容器重新采样。同样,如果发现样品容器或盖子有任何损坏,应更换容器,并丢弃损坏的容器。

如果需要采集拭子样品,则视情况而定(如调查的目的),可能需要以不同的顺序采集样品。在某些情况下,第(1)阶段和第(2)阶段后可能需要采集拭子(采集方法详见 11.4 节)。

11.2　消毒程序

采集微生物样品所用的水龙头在采样前应进行消毒。然而,在某些情况下例外,例如当需要进行原生动物寄生虫测试时,或者需要调查用户投诉。在这些情况下,在进行消毒过程之前采集的样品可以提供关于所采水样的水质或水龙头/管道状况的有用信息。

11.2.1　用含氯化合物对水龙头进行消毒

通常可使用次氯酸钠溶液和其他产氯的溶液(如二氯异氰尿酸盐)进行消毒。由于这些溶液具有很强的腐蚀性,因此在使用时应小心处理。如果这些溶液接触到皮肤,应立即用大量的冷水或温水冲洗。有证据表明,含有 1%有效氯(相当于 10 000 mg/L 氯)的消毒剂溶液适用于水龙头消毒。可以用贴有适当标签的"洗瓶(wash bottles)"来储存该溶液。但理想情况下,这些溶液应在使用当天用商售的原料液(即 10%～14%次氯酸钠溶液的稀释液)或"氯片(chlorine tablets)"(如 50%的二氯异氰尿酸钠)进行制备。

水龙头可以用几种方法消毒。例如,一种方法是使用 1%的有效氯溶液对水龙头进行消毒。在可行的情况下,应从水龙头上拆除所有外部配件。然后,应以适当的方式清除任何水龙头上累积的沉积物。例如,可以使用专用的异丙醇擦拭,去除油脂和黏液等。打开水龙头,保持固定的流速放水,以清除水龙头和管道中包含的碎屑、沉淀物或生物膜,以及管道中的存水。根据具体情况,冲洗过程可能需要几分钟或更长时间。在这个阶段,测量从水龙头流出的水的温度,直到得到一个稳定值。然后,应检测水中的余氯浓度。

当水龙头和管道中没有碎屑、沉淀物或生物膜,水温稳定且完成余氯测试后,应关闭水龙头。然后可以用装满消毒液的洗瓶或类似装置对水龙头进行消毒。洗瓶的喷嘴应尽可能插入水龙头的喷嘴,并将消毒液注入水龙头,直到消毒液从水龙头中流出。此外,水龙头的外部,特别是出水口周围也应喷洒消毒液。应注意确保消毒液不会从水龙头喷洒到可能损坏固定装置和设备或造成人身伤害的地方。水龙头喷上消毒液后,应保持 $2\sim3\,min$,以完成消毒过程。

消毒时间完成之后,应轻轻打开水龙头。应注意水龙头的外部,因为这里仍然可能有消毒剂残留。然后以均匀的流速放水,确保消毒液从水龙头内部完全去除。根据具体情况,此冲洗过程可能需要几分钟或更长时间。应再次检测余氯浓度,以确保其恢复到之前测定的水平。水龙头冲洗不充分将导致余氯浓度升高,从而导致采集的样品不具有代表性,并且含有过量的消毒液。

在某些情况下,鉴于新式的塑料防溅装置容易滋生细菌和真菌,重复消毒过程(即对水龙头消毒两次)可能是有益的。有证据表明,在某些情况下,对水龙头消毒,随后放水,然后再次消毒,可以消毒过程。

11.2.2 用火焰对金属水龙头进行消毒

除装有不可拆卸塑料防溅装置的金属水龙头外,其他的金属水龙头均可通过灼烧方式进行消毒。然而,用户可能不喜欢这种方式。在这种情况下,采样人员应该使用其他方法。

在可行的情况下,应从水龙头上拆除所有外部配件,清除水龙头上累积的沉积物。例如,可以使用专用的异丙醇擦拭,去除油脂和黏液等。然后打开水龙头,以均匀的流速放水,以清除水龙头和管道的碎屑、沉淀物或生物膜,以及管道中的存水。根据具体情况,此冲洗过程可能需要几分钟或更长时间。在这个阶段,测量从水龙头流出的水的温度,直到得到一个稳定值。冲洗完成后,轻轻关闭水龙头。

可以使用小型专用丙烷或丁烷燃烧器对金属水龙头进行火焰消毒。燃烧器应该产生一个密集的、可控的火焰。使用燃烧器时要小心,应确保火焰远离易燃或热敏性物品,如窗帘和纸张。

不能使用甲基化酒精,因为使用这种溶剂的燃烧器更难控制。另外,甲基化酒精的火焰温度产生的热量不足以对金属水龙头进行消毒。

在水龙头关闭的情况下,用燃烧器对水龙头喷嘴进行灼烧。轻轻地前后移动火焰,直到喷嘴产生蒸汽和沸水(见图 11 - 1)。应注意确保在燃烧过程中从喷嘴喷出的蒸汽和热水不会损坏固定装置和配件,或造成人身伤害。如果水龙头的设计是在关闭时内部的水会排出,则应加热整个喷嘴,以便当水龙头重新开启时,第一批水会瞬间沸腾。

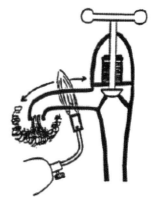

图 11 - 1 通过火焰对金属水龙头进行消毒的示例

在水龙头火焰消毒之后、样品采集之前,应该打开自来水,以均匀的流速放水,直到管道中的存水完全清除。测量从水龙头流出的水的温度,并继续冲洗,直到水温达到灼烧前测量的值。根据具体情况,此冲洗过程可能需要几分钟或更长时间。

11.3 浸没式采样

以调查为目的时,可能需要采用浸没式采样(即将打开的容器或装置浸没到水体中获得样品)。浸没式采样不适用于为检测饮用水合规性而进行的采样。

当采用浸没方式采集微生物样品时,应使用无菌容器或装置。确认可以制备无菌浸没装置和样品容器(如 500 mL 的广口瓶),这些容器通常需要连接到足够长的金属线或链条上。金属线或链条可以直接连接到样品容器上,也可以通过一个足够重量的瓶笼连接。带有瓶笼和金属线/链条的样品瓶可以用合适的材料包裹并高压灭菌,必要时,盖子分开包装。如有需要,应将包装材料从瓶子上去掉,然后将瓶子浸入水中,直到瓶子装满后再从水中取出。然后去掉盖子的包装(如果盖和瓶分开包装),小心地盖在瓶上。

为防止发生交叉污染,应在每次采样之间对采样装置进行彻底消毒,或使用经高压灭菌的新装置。如果使用含氯试剂对装置进行消毒,则应确保消毒剂不会接触到所采集的水样。对水中游离氯和化合氯水平进行检测,是合适的确认方式。

　　商售一次性无菌浸入采样器(即安装在短杆手柄上的一次性浸入采样器)可适用于小型储罐或类似采样点的浸没采样。

　　也可使用一些替代装置,例如,可以使用连接在链条上的水罐在配水库中浸没采样,水罐和链条都应是金属材质。每次采样之间,水罐和链条应存放在干净的塑料袋中。在使用之前,应将水罐从塑料袋中取出,然后对其全部表面进行火焰消毒,并让其冷却。当水罐放入配水库后,链条也应经过火焰消毒并冷却。要注意确保水罐和链条的热量传递不会影响所采集水样的微生物情况。

　　采集到足够的水样后(可能需要不止一次浸没采样操作),应将水罐收回并小心地将水倒入一个或多个样品容器中。要注意避免发生飞溅。样品容器不能装满,需保留一个小气隙或顶部空间,然后将容器密封,提交给实验室进行分析。

　　需要注意的是,当样品需要同时进行微生物、物理和化学检测时,应使用单独的容器分装。微生物检测的样品需要使用无菌容器采集,用于物理和化学检测的容器无须无菌。

11.4　细菌拭子

　　关于水的微生物质量和水龙头状况的附加信息,可以通过采集水龙头内部和喷嘴处的拭子样品来获取。不过,对于某些类型的水龙头而言,由于存在能够预防/禁止拭子进入的设计,因此很难实现拭子样品的采集。根据采样原因,可以在水龙头消毒前或后进行采样。例如,水龙头消毒前采集的拭子样品可用于调查水龙头或水体是否被细菌污染,还可以与正确消毒后采集的拭子样品的结果进行比较。另外,从已消毒的水龙头采集的拭子样品可用于证明消毒过程的有效性。

　　采集拭子样本时,应从容器中取出无菌拭子,然后将拭子插入水龙头的喷嘴中。应确保没有其他表面接触到拭子尖端。然后用拭子擦拭,即在水龙头的内部尽可能地前后上下移动拭子。然后小心地将拭子放回容器中,同时,保证没有其他表面与拭子尖端接触。也可以使用配有细菌转移培养基质的拭子。这些都可以在市场上买到。

然后在容器上贴上适当的标签,并将其放置在冷藏箱或冰箱中,以便储存和运往实验室。

11.5 样品的储存和运输

即使在相对较短的时间内,样品的微生物特性在储存时也会发生显著变化,因此,应在采集当天尽快对样品进行分析。一旦采集,微生物样品应始终保存在(5±3)℃的黑暗环境中。在任何情况下,应在采样后 24 小时内开始分析。

保温冷藏箱、小型冰箱或冷藏车适用于储存和运送样品到实验室。用于运输微生物样品的保温冷藏箱和小型冰箱应专门用于此目的,并且不应同时含有原水和处理水的样品。在可行的情况下,应监控和记录储存温度。保温冷藏箱和小型冰箱应保持清洁、干燥,并应定期消毒。冷藏车的储藏架或箱体应作类似处理。

目前已经进行了大量研究[15-16],以评估储存和运输对水样中微生物水平的影响。采样到开始分析之间的储存时间的影响受许多因素的影响,包括样品的环境水化学、存在的微生物的数量和类型以及接触消毒剂后的生理状态。显然,采样与开始分析之间的时间间隔越长,样品内发生微生物变化的可能性就越大。

有关保存和处理水样的进一步指导可以在其他文件[17]中获得。

11.6 原生动物寄生虫、病毒和其他特殊调查的采样

本系列的其他部分[12]提供了关于隐孢子虫采样和分析的指导。

病毒学测定的样品通常采集在 10 L 的容器中,然后直接提交给实验室。其他文件[18]提供了进一步的指导。

需要军团菌分析的样品通常采集在 1 L 的容器中,然后直接提交给实验室。其他文件[19-20]提供了进一步的指导。

　　提交给实验室进行分析的所有样品、过滤器和容器等都应附有适当的信息和文件(详见 10.2 节)。如果样品需要进行特别的分析,应向进行分析的实验室寻求建议。

第 12 章

微生物采样位置

微生物采样位置的正确与否直接关系到微生物检测结果的准确性,本章对各种类型的水的微生物采样位置进行介绍。

12.1　原水和处理过程水

采集用于制备饮用水的原水进行分析是饮用水法规的要求。对原水进行定期采样和分析,可以提供与其处理要求有关的基本信息,并表明集水区内是否存在潜在风险。同样地,在水处理过程中采集的样品,可以提供有用的运行资料,表明水厂不同水处理单元的处理性能。

12.1.1　地表水

为了采集具有代表性的原水或处理过程水的样品,在选择采样点时,应考虑水的混合特性,或是否存在沉积物以及沉积物可能受到的干扰。此外,还应考虑存在"死水"区域(即保持静止或停滞的水域)的可能性。根据需要,可能还要采集藻类或浮游动物分析所需的浸没样品(详见 11.3 节),这些样品可以从水面或预定的深度进行采集。

理想情况下,在处理过程的不同阶段,需要进行微生物和化学分析的原水和处理过程水的样品,应从专用的水龙头和符合标准的材料制成的采样管处采集。采样管应尽可能短,并能在采样前冲洗。应能够在不使用泵或设备进行消毒或停止水流,以及中断流向监测/控制设备水流的情况下进行采样。采样点的实际位置根据处理厂的具体情况而定。有时还可能需要采集浸没样品。如果在工艺点进行处理过程水的采集时,应采取严格的预防措施避免污染。

如果需要直接从河流和溪流中采样,应仔细选择采样点。应考虑健康和安全的影响,并应避免可能发生明显水质变化的区域,如放流口。如果条件具备,方便的桥梁或台架是比河岸或水库边更合适的采样位置。

12.1.2 地下水

从钻井或水井采样时,应保证所采样品具有代表性,并从可消毒的专用水龙头进行采样。通常未经处理和经处理的地下水都需要进行采样。

应根据当地水文地质以及采样点的具体情况来确定是否使用泵以及设定采样深度。还应考虑套管以及可能形成生物膜的位置的影响。如果泵送是间歇性或可变的,那么了解泵送机制是至关重要的,这样才能确保采集的是具有代表性的样品,且保证后续对结果的解释是正确的。此外,还需要考虑水泵开启或关闭时的液压冲击影响,因为这可能会影响某些水质参数的测定。

不同类型的地下水(如有些泉水可以自然流出地面,有些没有流出地面),也可能需要采样。这些水源可以蓄水池中采样,样品可以通过浸没采样或水龙头获得。

在其他文件[21]中可以获得关于地下水采样的进一步指导。

12.2 水处理厂

为监测饮用水是否符合标准,离开水处理厂的水样应该能代表最终生产的水,并应从独立、专用的采样点水龙头采集。理想情况下,这些水龙头和相关的采样线路不应连接到任何其他设备,或用于其他目的。图 12-1 显示了点位错误的采样管路和水龙头。

水处理厂采样点应安装符合国家标准的金属采样水龙头[22]。这些水龙头不应安装附件或插入件,并且应该是干净的,没有诸如黏液、油脂、清洁剂或消毒剂等可能会影响所采水样微生物质量的外来物质。弯头管水龙头的

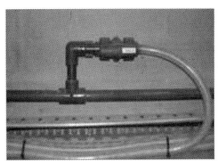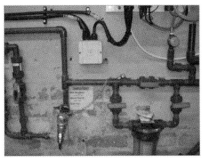

图 12‑1　点位错误的采样管路和水龙头示例（未提供专用水龙头）（彩图请见附录 C）

颈部可以形成生物膜，因此，应对其进行适当的清洁（如消毒或火焰消毒），以确保在使用这类水龙头时，潜在的生物膜生长不会影响样品。塑料或混合式水龙头不适用于水处理厂微生物分析的采样。水处理厂的每条出水总管均需设置采样水龙头，并进行适当标记，例如位置和所需的冲洗时间（如适用）。采样水龙头应保持连续运行。如果此类水龙头没有泄漏，并且在采样过程中水流没有变化，则可以在不消毒的情况下直接采集微生物样品。

为符合饮用水标准要求，用于采集样品的水龙头的相关管道应尽可能短，并由获批的材料制成[4]，且应保持良好状态。这些水龙头应有足够的压力和水流，以保证水处理厂不管是处于运行或使用状态，均可进行采样。如果水龙头的水压存在波动或过低，那么应做出其他采样安排。

理想情况下，采样点的位置应尽量减少污染的发生，例如飞溅引起的污染，并且应有足够的排水系统，以防止采样点积水。

如果样品检测结果显示水质不可接受（如违反管理要求），那么一般情况下，不仅需要从原来的采样点采集额外的样品，还要考虑水处理厂内的其他点位，增加采集的样品量和/或从配水系统中采样。

其他文件提供了关于从处理厂和管道分配系统中进行采样的进一步指导[23]。关于原生动物寄生虫（如隐孢子虫卵囊和贾第鞭毛虫包囊）和病毒采样程序的指南参见 11.6 节和其他文件[12,18]。

12.3　配水库及水塔

配水库和水塔是供水系统中最容易发生微生物入侵导致污染的地方。

因此,确保在这些地点采集的任何样品都具有代表性非常重要。因此,采样制度应考虑诸如流动模式和接头或公共入口或出口布置等因素。饮用水法规要求,应从专用及独立的水龙头采集微生物样品。所有配水库舱室均应安装单独的采样水龙头,以便测定每个舱室内水体的微生物情况。这也有助于对配水库和水塔中发现的微生物故障进行调查研究。此外,采样管路不应连接其他设备,采样水龙头也不能用于其他目的。关于配水库合规采样点设置的进一步建议可以在其他文件[4]中获得。

样品水龙头通常安装在专门的可上锁的柜子里,例如金属柜(见图 12-2)。这有助于防止故意破坏水龙头及误用。水龙头位于单独的空间还可以防止冻结造成的损害。

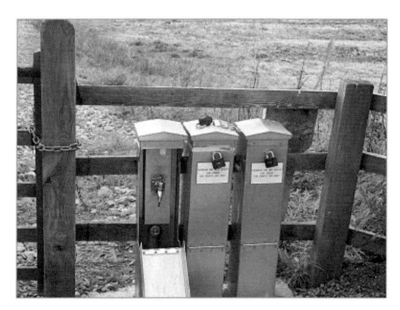

图 12-2 可上锁样品柜示例(彩图请见附录 C)

如图 12-3 所示,实际的水龙头可以为 Harris 型水龙头。这种类型的水龙头由镀铬金属制成,并具有锥形喷嘴。不使用时,喷嘴保持清洁,并用盖子进一步保护。为防止丢失或错位,盖子用链条固定在水龙头上。

如不可能或无法在现场设置专用采样水龙头,则应在距离最近及最适合的位置,为每个水箱或水塔提供替代水龙头。此地点应设置在第一个用户所处位置的前面。

在恶劣天气或其他极端情况下，可能
无法前往位于偏远地区的配水库。这些情
况导致无法从配水库中采样。即使这些条
件和情况普遍存在，仍然有必要继续监测
这些供水点的水质。如果无法从配水库中
采样，作为短期措施，应从配水库供应的第
一个用户的场所进行采样。

一般不建议用采样泵采集细菌样品。
然而，对于某些配水库，采样泵可能是采样
唯一可行的方法。选用采样泵时，应确保
其内部结构形成生物膜的风险最小。为了
防止生物膜的形成、减少泵的磨损和管路
中水的滞留，可以使用定时的自动冲洗系

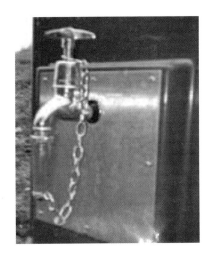

图 12‑3　Harris 型水龙头示例
（彩图请见附录 C）

统。如果使用采样泵，应妥善维护和测试，以证明此方式可获得满意的细菌
检测结果。

配水库和水塔的采样水龙头应采用符合国家标准[22]的适当材料。这些
水龙头不应安装附件或插入件，而且水龙头须清洁，不含任何可能影响所采
集样品微生物质量的外来物质，例如黏液或油脂、清洁剂或消毒剂等。

在某些情况下，采样水龙头可能会附着生物膜。因此，应对用户水龙头
进行适当的清洁（例如氯消毒或火焰消毒），以确保生物膜的生长不会影响所
采水样的水质（详见 11.2 节）。配水库采样点不应安装塑料或混合式水龙头。
应在配水库的每个出水干管上安装采样水龙头，并应专门用于采集法规要求
的水样。此外，这些水龙头应贴上标签，例如确切位置和必要时所需的冲洗
时间。

除非不可避免，否则不应在配水库或水塔处采集浸没样品。这是为了防
止在采样时污染配水库或水塔内大部分的水。然而，当需要进行操作性调查
时，或当配水库舱室被隔离时，浸没采样可能是唯一的采样方法。在这种情
况下，应严格遵守 11.3 节所述的程序，以最大限度降低将外来物质进入水库
的风险。

12.4 住宅

理想情况下,住宅的水龙头应保养良好,并应通过直接与总水管相连的管道供水。用于饮用水监管要求的水样,可以从厨房水龙头或经常用于饮用和烹饪的水龙头采集[24]。这些水龙头应该直接连接总水管,并且应该能够消毒。其他房间的水龙头,例如浴室/厕所内的水龙头或外部水龙头,也可能需要使用,特别是用于调查目的(例如跟踪用户投诉)。然而,蓄水池、储水罐或在线过滤器、软水器的水龙头可能不适用于采样。

除非有特殊情况或实际情况不允许,或者采样人员的安全无法得到保证,用于饮用水监管要求的样品,应根据预定流程,从随机选择的住宅采样。如无法进入预先安排的住宅采样,则应选择附近的替代住宅,并随后修改相应的记录。还应详细记录为何没有从原来预定的住宅采样。

水龙头的消毒方式取决于采样的水龙头的类型。某些水龙头可能包含防溅装置,或由难以消毒或无法消毒的材料制成。理想情况下,采样水龙头应为洁净的,不含可能影响样品微生物质量的外来物质,如黏液、油脂、清洁剂或消毒剂和附着物。不应使用当打开水龙头时,主轴和压盖之间存在泄漏的水龙头。单流式和其他混合式水龙头(见图 12-4,热水和冷水在水龙头内或喷嘴处混合)可能无法提供冷水的代表性样品。在这种情况下,应寻求指导,以确定用最合适的方式对这些水龙头进行消毒(详见 11.2 节)。

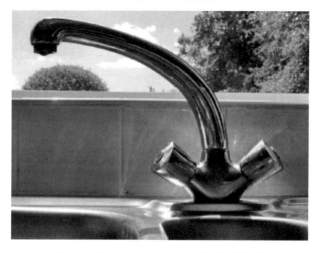

图 12-4　混合式水龙头示例(彩图请见附录 C)

12.5　高层建筑

通常很难确定高层建筑内的水龙头是直接通过总水管供水还是通过水箱供水。可行的情况下,在采样前应寻求建议和指导,以确定水龙头的供水来源。用于饮用水监管要求的样品只能从直接连接总水管的水龙头采集。

12.6　公共建筑

一般而言,包括餐馆、学校和医院在内的公共建筑能够向公众提供饮用水(或用于食品配制)。因此,饮用水的微生物质量应满足最低监管标准。理想情况下,用于饮用水监管要求的水龙头应贴上提供饮用水的标签。

在英国,监管机构要求自来水公司从公共建筑中抽取一定比例的饮用水监管样品[4]。虽然一般在微生物采样时,对水龙头进行消毒被视作良好的做法(详见 11.2 节),但在公共建筑中采样时,可以考虑不对水龙头进行消毒。这样可以使所采水样的水质能够代表用户体验的水质。在公共建筑中用氯对水龙头进行消毒,被解释为一种维护行为。公共建筑内的水龙头采样之前通常要打开放水,例如放水到水槽中。在喝之前,应冲洗水龙头(详见 11.2 节)。其他文件[25]提供了进一步的指导。采样的目的和围绕此事件的个别情况应考虑在内。在某些情况下,例如出于调查目的,需要在公共建筑内的特定水龙头同时采集消毒之前和消毒之后的样品。

与高层建筑一样,公共建筑中也很难确定其水龙头是与总水管直接相连还是与水箱相连接。当从公共建筑内的水龙头采样时,尤其用于饮用水监管目的时,应记录适当的细节,包括采样的建筑类型、使用的水龙头的确切位置,以及任何关于水龙头供水性质的信息或不确定性。

12.7　饮水机

饮水机可以作为向公众提供饮用水的一种方式。这些饮水机可能位于建筑物内,如学校或办公室,或位于室外向公众开放的休闲区域,例如公园和体育场。

　　水的微生物分析涉及检测程序的选择和培养基的使用,饮水机的设计和安装,以及执行有效清洁和维护的制度,是维持供水微生物质量的必要保证。水样的采集和分析可以在证明其质量方面发挥重要作用。

　　由于饮水机的设计,很难获得具有代表性的样品。与公共建筑中的水龙头一样,饮水机的采样可以在冲洗过后直接进行,省去消毒过程(详见 11.2节)。应该考虑采样的目的和其他个别情况。在某些情况下,例如出于调查目的,在饮水机消毒前后都需要采样。处于比较目的,如果饮水机是由配水管网供应,应同时从附近房屋中采样。

　　当对饮水机进行采样时,应记录适当的细节,如饮水机的确切位置和描述,以及对其状况的观察。

12.8　饮料自动售货机

　　自动售货机使用各种设备,其中许多设备需要供应健康的水。这类设备可能涉及供应热水和冷水,用于制作由粉末成分或糖浆等制成的饮料。虽然此类自动售货机应永久连接(即"插入式")饮用水供应,但较旧和较小的自动售货机可能需要手动装水。关于自动售货机的各方面的更多指导和详情请参见其他文件[26]。采样安排将根据机器的设计而有所不同。大多数"插入式"机器通常不具备在采样前放水冲洗的设施。在这种情况下,当这些机器在每天首次使用时,它们很可能会从供水管道中取已放置一段时间(例如过夜)的水。因此,只有设计了允许采样前放水的程序,才能对进入机器内的水样进行采集。

　　如果要将供应给自动售货机与自动售货机发出的水的质量进行比较,则应采集适当的样品。例如,供应给自动售货机的水应该包括以下几类:

　　(1) 允许在供水管道中长时间停留的水;

　　(2) 来自储水箱;

　　(3) 来自自动售货机附近经常使用的水龙头。

　　自动售货机发出的水应该是其杯站供应的水。

　　普通自动售货机和有附加容器的自动售货机经常使用冷却器[27]。在这种情况下,应直接从连接到这些装置的水龙头中采样。样品应收集在无菌容器中。

如果要检测自动售货机的水是否符合相关条例[4]中规定的饮用水标准,水和相关材料的微生物分析涉及检测程序的选择和培养基的使用,此外,还应检测大肠埃希氏菌、总大肠菌群和菌落计数。如果发现异常结果,可能需要清洁或更换分配点设备或杯站,然后再进一步采样。

12.9　飞机、船舶和火车等

飞机、船舶和火车上的储水罐可以通过公用水管或软管从总水管装水,或从水柜车用公用水管装水。在向储水罐或水柜车装水前,应冲洗公用水管和软管,并保护它们免受污染。如有需要,应抽干及储水罐和水柜车并定期消毒。还应注意保护系统的完整性,避免污染系统或进行不适当的交叉连接。任何车载的处理系统都应该得到充分维护。

在飞机、船舶或火车等内部应设置合适的水龙头以便进行采样。在这些位置采样的工作人员必须了解所用水龙头供水安排,或获得必要的细节或信息。应遵循有关住宅的程序进行采取操作,参阅 12.4 节。

为了减少潜在危险,并出于安全目的,这些地方的水龙头不应进行火焰消毒。有时可能需要从储水罐中采集浸没样品,如果需要,则应使用 11.3 节中描述的程序。

12.10　消防栓

出于调查或操作目的,常常需要从新的、翻新的或修复的总水管等位置采样。在这种情况下,样品可以通过连接在消防栓或仪表箱上的公用水管直接从总水管中采集。用于饮用水监管要求的样品不应直接从消防栓中采集。

如果从消防栓中采样,应拆除消防栓的箱盖,并清除消防栓连接件周围(消防栓碗,the hydrant bowl)或附近区域存在的任何碎屑,并进行适当处理。采样人员应了解消防栓箱内可能积聚的碎屑(如尖锐或危险物品)的性质和类型相关的潜在风险和危险。因此,员工应采取适当的预防措施,并在需要时佩戴个人防护装备。

消防栓箱里的所有水都应清除,例如用适当的容器把水舀出来。如果无法清除所有的水,剩余水量应达到可接受的水平,例如在消防栓连接处螺纹底部以下几厘米处,这样就不会对采样的水造成污染。应拧下消防栓碗盖(如果有的话)。然后,应部分打开消防栓的阀门,让水出并放水。这些水(如大约5L)应该足够冲走消防栓碗中的所有碎片,并且应允许其轻轻地直接流入消防栓箱。如果水无法排出,则应将其清除,剩余水量应达到可接受的水平,不会对被采样的水造成污染,例如消防栓连接处螺纹底部以下几厘米处。

使用前,公用水管和水龙头应清洗,并在干净的塑料袋中储存和运输。用于微生物采样的公用水管不得用于其他目的。公用水管应从塑料袋中取出,连接到消防栓碗上。然后,应打开公用水管水龙头和消防栓阀门,以产生缓慢的水流。应避免快速转动阀门或水龙头,因为这可能会引起总水管内的湍流,导致沉积物脱落。应冲洗公用水管,以清除总水管内可能存在的任何沉积物,直至水清澈为止,例如至少冲洗5分钟。然后测定水中余氯浓度。

如果要采集网样(例如测定浮游动物),则应在这个阶段通过让水流过适当的网来采集。然后应关闭消防栓阀门并拆除公用水管。应将大约200 mL的水从消防栓碗中抽出,并将100 mL含氯溶液小心地加入消防栓碗中。然后应将公用水管放回原位,轻轻打开消防栓阀门,直到含氯溶液开始从水龙头排出。应关闭消防栓阀门,并将公用水管保持竖立,以确保充分的氯消毒,例如至少5分钟。除此之外,公用水管水龙头应进行火焰消毒。

重新打开消防栓,并通过水龙头冲洗公用水管中的水大约1分钟。应测量余氯浓度以确保消毒剂已冲洗干净。应按照第11章所述的方式采集水样。关闭消防栓阀门并拆除公用水管。最后,应装回消防栓盖和箱盖。

可用的公用水管有多种类型,冲洗时一般使用2 in①的公用水管。采样时则使用0.5 in的公用水管(带有永久连接的龙头)。或者,可以使用组合式公用水管(见图12-5)。这包括一个带侧边水龙头的2 in公共水管,在适当的冲洗时间后可以直接采样。带有止回阀的公用水管可能积聚碎片或生物膜,在这些阀的下游采集的水样可能不具有代表性。因此,组合式公用水管

——————————
① in是英制长度单位英寸(inch)的简称,1 in≈2.54 cm。

（水龙头位于止回阀上游）可能更为合适。

12.11 水柜车和运水车

所有在紧急情况或水管翻新工程期间使用的水柜车和运水车，应至少每 48 小时采样一次。在采样前，应检查所有水龙头及舱口，确保未被损坏或破坏。采样前应测定水中游离氯和化合氯的浓度。打开水龙头并放水，以排出水龙头中所有的水，这通常需要 10 秒。然后将水龙头消毒，并采样（见 11.3 节）。一些水柜车和运水车可能有塑料水龙头，在这种情况下，消毒液可能更适用于消毒。

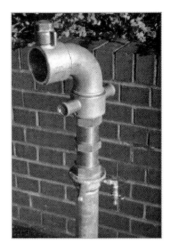

图 12-5 组合式公用水管示例
（彩图请见附录 C）

12.12 瓶装水

英国立法要求[7]，在紧急情况或水管翻新工程期间，代替饮用水供应的任何瓶装水水质须与通常供应该地区的饮用水水质相同。在水务公司收到瓶装水后以及在储存和使用期间，应从供应的每一批次的瓶装水中以随机方式选出代表性样品。这些随机选择的瓶装水应送给实验室进行微生物分析。分析应包括通常饮用水需测定的参数。如果瓶装水的使用时间超过 48 小时，应至少每 48 小时采采样本进行分析。

参考文献

[1] International Organisation for Standardisation（ISO）. ISO 5667 - 1: 2006 Water quality—sampling—part 1: guidance on the design of sampling programmes and sampling techniques [S]. Geneva: ISO, 2006.

[2] Standing Committee of Analysts. General principles of sampling water and associated materials [R]. 2nd ed. Bristol: Environment Agency, 1996.

[3] Stationery Office Ltd. 2010 No.991 The water supply regulations 2010 [S].

London: Stationery Office Ltd, 2010.

[4] Stationery Office Ltd. 2000 No. 3184 The water supply (water quality) regulations 2000 [S]. London: Stationery Office Ltd, 2000.

[5] Stationery Office Ltd. Guidance to the water supply (water quality) regulations 2000 incorporating the water supply (water quality) regulations 2000 (amendment) regulations 2007 [R]. London: Stationery Office Ltd, 2000.

[6] Stationery Office Ltd. 2001 No. 3911 The water supply (water quality) regulations 2001 (Wales) [S]. London: Station Office Ltd, 2001.

[7] Stationery Office Ltd. 2007 No. 2734 The water supply (water quality) regulations 2000 (amendment) regulations 2007 [S]. London: Stationery Office Ltd, 2007.

[8] Stationery Office Ltd. 2007 No. W299 The water supply (water quality) regulations 2001 (amendment) regulations 2007 [S]. London: Stationery Office Ltd, 2007.

[9] Stationery Office Ltd. 2001 No. 207 The water supply (water quality) (Scotland) regulations 2001 [S]. Edinburgh: Stationery Office Ltd, 2001.

[10] Stationery Office Ltd. 2009 No. 246 Water supply (water quality) (amendment) regulations [S]. Belfast: Stationery Office Ltd, 2009.

[11] British Standards Institution (BSI). BS 8550: 2010 Water quality—guide for the auditing of water quality sampling [S]. London: BSI, 2010.

[12] Standing Committee of Analysts. The microbiology of drinking water (2009)—part 14—methods for the isolation, identification and enumeration of *Cryptosporidium* oocysts and *Giardia* cysts [R]. Bristol: Environment Agency, 2009.

[13] Public Health Laboratory Service Water Subcommittee. The effect of sodium thiosulphate on the coliform and *Bacterium coli* counts of nonchlorinated water samples [J]. Journal of Hygiene, 1953, 51: 572 - 577.

[14] Standing Committee of Analysts. The microbiology of drinking water (2002)—part 3—practices and procedures for laboratories [R]. Bristol: Environment Agency, 2002.

[15] Tillett H E, Benton C. Effects of transit time on indicator organism counts from water samples [J]. Microbiology Digest, 1993, 10: 116 - 117.

[16] Drinking Water Inspectorate (DWI). WRc report to the Department of the Environment effects of storage on analysis results for the total and faecal coliform parameters [R]. London: DWI, 1994.

[17] International Organisation for Standardisation (ISO). ISO 5667 - 3: 2006 Water quality—sampling—part 3: guidance on the preservation and handling of water samples [S]. Geneva: ISO, 2006.

[18] Standing Committee of Analysts. Methods for the isolation and identification of human enteric viruses from waters and associated materials [R]. Bristol: Environment Agency, 1995.

[19] Standing Committee of Analysts. The determination of *Legionella* bacteria in water

and other environmental samples (2005)—part 1—rationale of surveying and sampling [R]. Bristol: Environment Agency, 2005.

[20] British Standards Institution(BSI). BS 7592: 2008 Sampling for *Legionella* bacteria in water systems—code of practice [S]. London:BSI, 2008.

[21] International Organisation for Standardisation(ISO). ISO 5667 - 11: 2006 Water quality—sampling—part 11: guidance on sampling of groundwaters [S]. Geneva: ISO, 2006.

[22] British Standards Institution(BSI). BS 6920 - 2. 4 2000 Suitability of non-metallic products for use in contact with water intended for human consumption with regard to their effect on the quality of the water [S]. London: BSI, 2000.

[23] International Organisation for Standardisation. ISO 5667 - 5: 2006 Water quality—sampling—part 5—guidance on sampling of drinking water from treatment works and piped distribution systems [S]. Geneva: ISO, 2006.

[24] European Commission. Council Directive 98/83/EC of 3 November 1998 on the quality of water intended for human consumption [R]. Official Journal of the European Communities, 1998, 330:32 - 53.

[25] Drinking Water Inspectorate(DWI). Monitoring drinking water at establishments where water is supplied to the public [R]. London: DWI, 2004.

[26] Automatic Vending Association. Food industry guide to good hygiene practice: vending and dispensing [M]. London: Stationery Office Ltd, no date.

[27] The Bottled Water Cooler Association. The microbiological examination of bottled water dispensed from water coolers [R]. Middlesex: The Bottled Water Cooler Association, 1996.

实验室检测规范与程序

  对水和相关物质的微生物分析涉及检测程序的选择以及培养基的使用。此外,被分离和计数的微生物的性质,包括由于环境或消毒剂的影响,微生物可能处于压力或受损状态,以及竞争性或非目标微生物的存在可能导致微生物生长抑制或假阳性菌落出现,这些都会给分析人员带来挑战。因此,对实验室来说,重要的是,正确地准备培养基及实施检测程序,以确保检测数据可靠,检测结果真正反映所检测的水的质量。

  本部分经过修订,并确认水及相关物质的微生物分析的规范和程序在很大程度上与样品性质、基质或水的类型无关,本文件旨在支持"微生物"系列手册中公布的方法可以应用于饮用水、环境和娱乐用水以及污水污泥。本部分所给出的诸多例子均与饮用水有关,反映了饮用水的重要性以及本部分编制的初衷,但对其他类型的水及相关物质,包括污泥等,本部分也提供了具体指导。

  第三部分详细介绍了饮用水、环境和娱乐用水以及污泥微生物检测的实验室规范和程序。

第 13 章

实验室质量管理体系

13.1 导言与范围

对于实验室而言,证明其产生的结果适合其使用目的是至关重要的。这可以通过实施恰当的质量保证方案来实现。在英国,监管机构已经发布了相关指南[1],规定了饮用水监测合规方法的性能标准。这些检测方法应能够在可接受的偏差和检测范围内确定样品中是否含有违反规定值的特定微生物。根据所使用的检测方法,实验室必须能够证明给定的样品体积中特定微生物或某类微生物的存在(或不存在),并估算其数量。对于饮用水和未被污染的环境样品来说,检测低含量微生物尤为重要。因此,一个有效的质量保证方案应涵盖从样品采集到结果报告及结果解释的全过程。该方案还应包括一个内部质量控制体系,以及参与适当的外部质量保证能力验证计划。

任何对水及相关物质进行分析的实验室都应运行质量管理体系。该体系的主要功能是界定已实施的程序以确保结果可靠,并确保该程序由受过适当培训的人员使用合适的设备并按照规定的程序来执行。一个良好的质量管理体系能够对分析数据进行审核,并提供文件证据证明数据在该微生物检测限制范围内是准确和可靠的。质量管理体系还为记录实验室结构、人员、设备、相关服务和校准以及实验室使用的方法提供基础。质量管理体系也可作为实验室及其运行有关文件的参考体系。

质量管理体系基于多个文件的内容,每个文件都与其他文件相互依赖以发挥其正确的功能。本部分描述了质量管理体系的基本要求,以及设备和材料的标准,以保证对水和相关物质进行可靠的分析。本部分还提供了有关基本分析程序和结果统计考虑,以及在实验室采用新的或改进的方法之前对方法进行优选比较的规程。

希望获得国家认可的实验室都满足 BS EN ISO/IEC 17025[2] 的相关要求。本部分提供了建立适当文件和程序的框架。英国皇家认可委员会(UKAS)提供了《饮用水检测规范》(*Drinking Water Testing Specification*,DWTS)规定的认可要求[3],同时也包括微生物实验室如何满足欧洲分析化学中心(Eurachem)发布的 BS EN ISO/IEC 17025 的要求的具体信息和指南[4]。

13.2　质量手册

质量手册是旨在满足 BS EN ISO/IEC 17025[2] 关于检测和校准实验室能力的基本要求的质量管理体系的基础,它定义了实验室质量管理体系及其与检测和采样相关的质量方针。质量手册的方法应尽可能全面,从而为适合实验室工作范围的管理体系奠定基础。质量手册应简单,所有人员都能轻松阅读和理解,并且在实验室不断变化的环境中易于维护。概括地说,质量手册应记录实验室的方针,并在适当程度上对实验室的体系、程序、计划和说明进行总结。它应包含一份质量声明、实验室位置和人员结构,并应规定管理层的职责,如技术和质量负责人。每个实验室都应有一个能够表明人员岗位和职责的组织架构图,更为重要的是要有责任和报告的链条。应明确规定负责质量保证计划的职位,且每个员工都应有明确的工作描述,概述其角色和职责。

质量手册应保存且定期更新人员培训记录,作为人员能力的记录。还应为员工个人发展制订明确的计划,并在员工缺勤时提供保障,确保检测工作不受影响。除 BS EN ISO/IEC 17025[2] 的相关要求外,质量手册还可能包括健康和安全方针、安全工作程序和环境方针,以及如何制定、维护和检查质量标准。

质量手册应规定实验室如何保存和维护记录,还应规定对实验室检测能力至关重要的设备的校准性质和频率,分析程序的格式以及内部和外部质量保证的方案。

　　确保检测结果质量的方案应在该质量管理体系中进行完成记录,并应包括参加外部能力验证计划(若存在此类计划)。总而言之,健全的内部质量管理体系至关重要。本书其他章节更详细地介绍了此内容。

　　实验过程涉及的供应商以及购买的材料必须进行适当评估,以确认其适用性,并确保检测工作的质量不受影响。例如,新批次的膜过滤器,无论与正在使用的批次来自同一供应商还是来自不同供应商,都应进行检测,以验证其性能是可接受的且一致的。

　　质量管理体系应包括检测所需的其他处置程序的规定,并能从质量手册中查阅参考。适当的采样容器、保存剂的使用、样品处理的细节、样品接收和适当的运输条件都是需要考虑的因素。

　　质量管理体系的关键组成部分之一是有效的内部审核过程。这一过程必须记录在案,以便根据审核过程提供指导,内部审核需要让经过适当培训的人员开展。内部审核员应了解而不是直接参与被审核的活动、过程或程序。内部审核程序应包括采取纠正措施的要求,其中必须包括调查、确认根本原因、执行适当的纠正措施和检查已实施纠正措施的有效性。

　　实验室与其用户之间的有效沟通同样非常重要,因为了解用户的需求及其如何使用最终结果可能会对方法选择和结果解释产生重大影响。因此,质量手册中应包含关于从合同签订到执行过程中用户对服务要求的文件化政策。

　　应明确规定向用户报告结果的方法,并将需要立即采取纠正措施的检测结果及时传达给相关人员。与检测结果相关的记录应长期保存,以满足存档和后续审核方面的要求。这些记录应包括采样的日期、地点和时间,进行采样和检测的人员,带有适当单位的检测结果,所用方法的参考以及实验的全部细节。

　　质量管理体系只有在所有组成部分都得到实验室人员的充分记录、理解和支持的情况下才能取得成功。该手册应提供涵盖实验室所有工作的规章制度,并需要定期审查。

　　在质量管理体系中,审核过程的结果等所有信息应纳入实验室后续规划之中,并应包括下一年的目标和行动计划。这一规划通常由该组织的最高管理层和其他人员在管理评审会议期间进行评估,该会议通常每年举行一次。

第 14 章

实验室人员

微生物检测的特性要求这项工作应由具有微生物学资质的经验丰富的人员开展或在其监督下开展。

实验室应该有文件化的政策及相关程序,详细说明人员的责任、培训要求和持续能力评估。所有实验室人员都应有培训记录,以详细说明相关教育、资历、已接受的培训、持续能力评估和所获得的经验。

应确保新员工能够了解关键的实验室卫生安全措施,因为这些措施对于降低处理样品或培养物时的感染风险非常重要。这些措施包括穿戴工作服的要求、洗手和个人卫生的要求、实验室操作台的消毒、溢出物的清理和基本的无菌操作等。并且任何时候都应遵守和保证这些措施。

除了接受检测方法的培训外,还应对检测人员进行检测标准和基本原理的培训。辅助技能的培训以及设备主要项目的操作也应一一详述记录。

在允许的情况下,应鼓励实验室人员扩展其技术与知识,并与相关机构的人员进行交流,交流方式包括参加相关会议、研讨会和大型会议等。重要的是,实验室人员应了解目前的检测标准、进行检测的原因以及检测结果的重要性。

14.1 实验室人员培训与记录

实验室人员培训记录应包括主要设备的使用和微生物学基本操作方面

的相关内容。培训记录应包含培训已充分、有效进行的证据。

接受培训的新检测人员在进行任何检测、计算和结果记录时都应受到监督。被培训人员的任何计算都应由合格的检测人员进行仔细检查。

成功的培训评估可能涉及检测人员分析外部质量保证样品，其数据会与其他检测人员或实验室的数据比较。或者，对于水质检测而言，如果由经过充分培训的检测人员对平行样进行平行分析，则可以使用含有少量目标微生物(生活饮用水)或需要稀释的含有大量微生物(环境水样)的加标或原水样品。为了证明结果符合要求，应采用完整分析程序对含有目标微生物的适当数量的平行样进行检测，以便提供统计置信度。两位检测人员得出的结果之间应无显著差异。检测结果比较的详细信息也应记录在培训记录中。英国生活饮用水监察局对能力验证的标准提供了进一步的指导[5]。

培训合格后，实验室管理人员可以授权员工执行特定的检测方法，这通常应记录在个人培训记录中。培训记录也可用于保存员工参加过的附加培训的文件证据，例如课程、会议、研讨会等。

14.2　持续能力和发展

应定期审查培训记录，以确保其完整性，并及时发现检测人员的培训需求。实验室可以通过适当的内部质量控制方法来评估检测人员的持续能力，这些方法包括内部审核过程中的现场演示操作、平行样分析、加标回收分析、外部溯源标准物质分析，以及外部能力验证计划(如果有的话)。如果检测人员的表现不令人满意，应进行彻底调查，其中包括所接受培训的充分性和效果。

在适当的情况下，应鼓励实验室人员进行持续的专业发展，其中包括参加相关会议、讲习班、研讨会、培训课程及类似活动。检测人员应保存并及时更新此类活动的记录，以证明其持续的专业发展。

第 15 章

实验室环境

本章主要介绍实验室布局、环境监测和废弃物的管理和处置。

15.1　实验室布局

微生物检测的性质对实验室空间的设计和结构提出了要求,特别是在健康和安全方面。这些要求包括样品和物料进出实验室的通道、控制通风、建立良好的微生物操作习惯、卫生安全以及受污染耗材的管理。在许多情况下,应只允许授权人员及受监督人员进入实验室。

对水进行微生物检测的实验室环境应符合 2 级生物安全实验室的相关准则[6-8]。这些准则包括配备密封且不吸水的地面、不渗水且耐化学品的操作台,以及靠近实验室出口的独立洗手设施等。此外,实验室保存柜应贴上详细内存物信息标签,并且所有用途的照明都应充足。地面和操作台表面应易于清洁,并应经常清洁。如果已知已发生污染,则应立即对操作台表面进行消毒。如实验室需要分离和培养符合第三类控制等级的微生物①(例如伤寒沙门菌)时,还需要遵守单独和额外的要求[7],包括安全要求。

尽管发生实验室获得性感染的概率是微乎其微的,但工作人员也应接受

---

① 第三类控制等级微生物是指能够引起人类或者动物严重疾病,比较容易直接或间接在人与人、动物与人、动物与动物之间传播的微生物。

良好的微生物规范的充分培训,包括在无菌操作和预防感染方面的培训,这不仅是对自己负责,也是对他人负责。培训应包括了解与摄入、吸入和皮肤吸收有关的微生物风险。其他文件[6,8-10]为此提供了进一步的指导。

15.2　环境监测

由于大多数目标微生物在环境中无处不在,因此必须确保所检测到的任何微生物均来自所分析的样品,而不是在采样或随后的检测中无意引入的。还必须保护实验室人员免受样品中可能存在的任何致病菌的感染。

因此,实验室应考虑对环境进行适当的微生物监测,包括采样过程和实验室内的检测。这种环境监测的目的是确保工作环境符合相应的卫生标准。制定这些标准的目的是将样品交叉污染的风险降到最低,并保护实验室人员的健康和安全。其他文件[11]更详细地介绍了环境监测的内容。

环境监测方案的设计应能提供清洁制度的效果的反馈,包括对操作台和设备的消毒。它应与样品基质和所培养的微生物以及检测的条件相关。在适当的程序中,有许多技术用于监测空气和操作台。这些技术包括以下几种:

(1) 空气采样器。

(2) 沉降板(空气沉降平板)。

(3) 接触板。

(4) 表面拭子。

根据实验室开展的工作和采用的监测方案,这些技术与非选择性和选择性琼脂培养基结合使用,以确定何时何地可能发生样品污染和工作环境污染。

沉降板和接触板在使用前应进行灭菌和质量控制。使用前,应目视检查是否存在任何变质或污染迹象。平板放置的位置应与正在开展的检测工作相关,但不应对工作造成干扰。平板的暴露条件和暴露时间最好能反映那些被认为检测过程中污染风险最大的环节,并需要考虑到暴露过程中平板干裂或可能变质的情况。暴露后的平板应在与所进行的检测和所关注的生物体相应温度和时间下进行培养。

环境监测不能取代日常基本的无菌操作和良好的卫生清洁习惯。监测提供了验证这些工作的有效性的方法,以及在发生变化和需要改进的预警机制。重点应放在使环境、操作台和设备保持在实验室规定的相应标准范围内。

监测计划应足够频繁,以建立背景数据,并且应设计为符合实验室根据经验确定的可接受水平,以及适合进行分析的范围和类型。应设定警告限,以便开展进一步调查和纠正措施,如适当的清洁和消毒。调查结论可用于审查和修订日常的卫生清洁制度以及环境监测计划。

实验室应保存所有环境监测的相关记录,并应定期对其进行审查。实验室应考虑使用有助于解释结果以及识别污染趋势或方式的指导图(见图 15 - 1)。

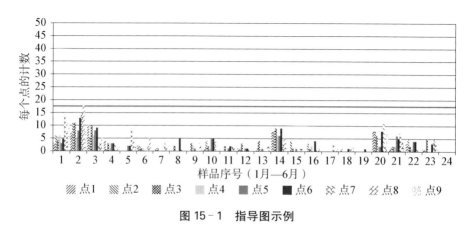

图 15 - 1　指导图示例

15.3　废弃物的管理和处置

实验室应对废弃物和受污染的材料、设备的处理和隔离制定明确的政策。受污染的材料和废弃培养物应与准备区域、检测区域分开。应将其丢弃到适当的、贴有标签的容器中,且不应过满。应考虑对废弃物进行分类,贴上标签,并采用适当的经认可的颜色标记体系。

标准 BS EN ISO 14001[12]包含有关环境和废弃物管理的信息,这些信息可能有助于实验室制定政策与程序。英国卫生部已就医疗废弃物的管理提供了相关指导[13-14],其中包括如何应用于实验室设施(如检测环境样品的设施)。一般来说,除非实验室涉及检测临床样本或处理第三类管控等级微生物,否则对材料进行高压蒸汽灭菌,并将适当包装的残留物与一般实验室废物一起处理即可。

　　或者,可将其作为卫生安全废弃物处置,编号并装在相应颜色标记的废弃物袋中。根据地方政策,也可将其描述为"高压灭菌实验室废弃物",并通过焚烧或无害化填埋处理。也可以不经高压蒸汽灭菌直接进行焚烧处理。

第 16 章

实验室设备

根据良好的实验室管理规范,验证所有设备性能是否适合其用途,并进行安装以便于操作非常重要。所有设备都应具有明确标识并贴上唯一标签,以便对所有相关信息和数据进行全面记录,在必要时能够快速检索。设备应保持清洁,并定期检查是否正常运行,详见下文各节。设备的任何溢出物都应立即清除。设备应按照制造商的说明书进行维护,以确保设备安全可靠。

对测量和分析性能至关重要的设备应分类建档,如购买日期、供应商名称、维修和校准频率等,必要时应包括说明书的位置等。通常此类设备包括培养箱、水浴锅、高压灭菌器、冰箱和显微镜。应保存此类设备的使用记录,包括所有对设备进行校准的详细报告以及设备故障、调整、维修和升级的详细信息。

用于测量和规范规定的重要设备应进行校准,以确保进行检测所需的精度和可靠性。实验室应制定用于校准所涉及的所有设备的文件化程序,例如记录质量、体积、温度或时间。用于监测此类设备的校准设备和标准,例如温度计,可能包括认证标准,并应包括可追溯到国家标准的认证。认证标准无须常规使用,但应制订计划将其定期用于未经认证工作标准的校准。以此为目的使用的认证标准和设备(实验室参考标准)绝不应用于任何其他目的。初始校准后,所有认证标准(无论是工作标准或参考标准)都应按照国家标准进行定期重新校准或更换。对于参考标准,应始终由合格的校准实验室进行校准。应妥善保存校准和维护记录。

16.1 高压灭菌器

高压灭菌的原理是基于湿热传递来破坏微生物进行灭菌。高压灭菌用于微生物分析中使用的培养基、瓶子和其他设备的灭菌。热量以无空气存在的高压蒸汽的形式施加。蒸汽可以在独立于灭菌器的锅炉中产生，也可以通过直接加热其底部的水来产生。当蒸汽在独立于灭菌器的锅炉中产生时，空气被排出的速度比蒸汽在灭菌器底部产生时更快，因此培养基升温更快。灭菌时间从高压灭菌器中的材料达到适当的灭菌温度开始计算。为了进行正确的灭菌，蒸汽必须渗透到被灭菌物品之中，而且加热时间不会因高压灭菌器过载（负荷量及体积）而受到不利影响。

高压灭菌器的复杂性各不相同，从简单的高压锅系统到能够进行多种灭菌循环的复杂微处理器控制设备。高压灭菌器应至少配备一个安全阀、一个排气阀、温度调节装置、计时器、温度探头和记录器。安全/加热开关通常会在 80℃ 以上的温度下启动。高压灭菌器属于压力容器，因此，每年都要接受安全和保险检查。

高压灭菌器灭菌运行周期包括一个初始加热期、一个自由蒸汽期（从蒸汽室中排出空气）、一个进一步加热期（其中内容物的温度升高到灭菌要求温度）、一个灭菌温度下的保持期和最后的冷却期。关于实验室高压灭菌器的使用和性能的指南在其他文件[14-15]中给出。

对于高压灭菌器和培养基制备器而言，重要的是在每个灭菌运行周期中都要达到正确的时间和温度，并对这些时间和温度进行监测和记录。适当情况下，还可以记录并保留装载物品的详细情况、操作人员的身份信息及灭菌物品批号。每个灭菌运行周期和负载配置都应在最初和重大维修或修改之后进行性能确认，并对所有数据进行记录和保存。实验室也可以在设定的时间间隔内进行验证，例如使用可追溯至国家标准的多点热电偶校准程序进行定期性能确认。

大多数培养基需要的灭菌运行周期为 121℃ 下加热 15 分钟，然而也有培养基使用 115℃ 下加热 10 分钟或其他灭菌运行周期条件。其他材料的灭菌运行周期可能需要不同的保持时间。目标温度和时间应该有规定的限制。

通常情况下,15 分钟灭菌循环的目标温度应该为(121±3)℃,目标时间应该为(15±3)分钟。高压灭菌器不应过载,装载方式不应限制蒸汽在加热室内的自由流动。

高压灭菌器/培养基制备器的内部温度应在灭菌循环期间使用热电偶进行确定和验证。这些应按照国家标准进行校准,并且高压灭菌器的每个运行周期的详细数据以及内容物均应记录。温度周期或灭菌时间温度记录能够提供检查跟踪,以显示灭菌期间所使用的时间/温度。对于灭菌效果如何,能够通过随后的无菌测试来证明。除此之外,高压灭菌器内的物品还可以用温度指示带(heat-indicating tape)标记,以显示它们经历了湿热过程。

也可使用其他热处理指标,例如,使用 Brownes 管和孢子测试。购买的孢子测试通常采用嗜热脂肪土芽孢杆菌(*Geobacillus stearothermophilus*)孢子,这些孢子耐热,并悬浮在装有选择性培养基的小瓶之中。如果灭菌周期将这些孢子杀死,则完成了完全灭菌(在低于 121 ℃下灭菌 15 分钟可能不会导致孢子完全破坏)。实验室也可以使用其他类型的孢子检测灭菌效果。这些检测结果和其他灭菌效果的证据应记录和保存。

不同类型的灭菌物品,如受污染的耗材和培养基,不应一起进行高压灭菌。培养基的瓶子不应完全装满,瓶盖或塞子不应拧紧或塞紧。如果瓶盖或塞子被拧得过紧,可能会导致瓶子爆炸。在灭菌周期完成和温度冷却到指定的安全水平之前,不应打开高压灭菌器。

尽管高压灭菌器内的温度可能会达到 80 ℃,但内容物的温度可能会保持在 80 ℃以上。因此,当灭菌周期完成时,务必小心打开高压灭菌器,并在移除内容物时使用适当的安全设备。一些高压灭菌器具有保持温度的功能,以便在灭菌结束后无法及时移除琼脂时使琼脂保持熔融。但长时间保持熔融状态的琼脂培养基并不是一种好的做法,因为这会改变某些成分的状态,从而改变培养基的性质。

16.2　天平和重量仪

天平通常用于称量培养基成分和样品检测部分的质量。它们的温度也可用于移液管、滴定管和分液器等的重量检查(gravimetric check)。其他重量分析装置可包括由天平和可编程分配器(能够制备稀释剂)组成的重量稀释器(gravimetric diluter)以及用于测定样品水分含量的水分分析器(moisture analyser)。

　　称重装置应具有适用于被称重物质的灵敏度,应该始终保持清洁,并定期进行保养。它们应置于水平面的适当位置,且远离过度振动、温度变化和空气流动因素的干扰。

　　用于一般用途的天平,例如托盘天平,应精确至 ±0.01 g。如需要更高的精度,例如用于称量小于 1.0 g 物质的分析天平,应根据需要采取适合应用的方法。在许多情况下,±0.001 g 的精度是足够的,但是在一些特殊情况下,可能要求其精度至少为 ±0.0001 g。天平的性能验证应通过使用一组适用于实验室天平的可追溯国家标准的校准砝码来确认,实验室天平每年应至少验证一次。天平的允许误差根据所使用的重量及设备的用途而变化。关于天平和称重装置校准的进一步指南详见 UKAS 的出版物[16]。应定期使用工作标准砝码进行校准检查,例如每天或每周,具体视设备的使用情况而定。在天平维护、搬动(包括移动和更换)或意外移动后,也应立即校准以保证校准的延续性。在重新校准之前,不得使用不在规定公差范围内的天平和其他重量分析装置。

16.3　离心机

　　离心机提供了一种通过离心力来分离不同密度物质的方法。在微生物实验室中,离心机经常用于从液体中分微生物,包括藻类。

　　微生物实验室中,通常采用台式离心机,速度范围为 200～6000 r/min,容量不同。微型离心机也可用于处理细菌培养液以及用于隐孢子虫和贾第鞭毛虫分析的微量离心管。如果离心速度、时间和温度对检测方法至关重要,则应至少每年或在重大维修或修改之后,对其进行独立验证。离心力是由转速和转子直径决定的,通常用相对离心力(rcf)来表示。

　　离心机在使用前,离心管及其内容物必须保持平衡,并将橡胶垫(如需要)放在转桶之中。通过正确操作设备来防止气溶胶的产生和交叉污染至关重要。离心机应定期清洁和消毒,特别是在发生任何溢出或破损后,而且应妥善维护和保养,并保存记录。

16.4 菌落计数装置

菌落计数装置可以是手动装置,也可以是自动电子装置。

1) 人工计数

手动计数器可用于与记号笔分开或与记号笔一起进行简单的手动计数。许多手动计数器使用的是具有音频指示和数字读出功能的照明接触操作式网格表面。放大屏幕有助于菌落检测。应至少每年对计数器进行一次校准,并记录结果。例如,可以使用一个标准化平板(如有),或在培养皿背面创建一个带有已知数量(如 25~75 个)彩色点的参考平板来模拟菌落,从而实现这一点。这可用于确保计数器的灵敏度不过高或过低,并且数字读出功能正常。应至少由两名分析员对平板进行计数,例如使用不同颜色的记号笔,并且两名分析员与已知的初始计数应无差异。

2) 自动电子计数装置

自动计数器可以是复杂的图像分析器,它使用与软件连接的照相机检测设备来计算培养皿上的菌落数量。应认真遵守制造商的安装和使用说明。通常可以手动调整灵敏度,以确保所有的目标菌落均被计数。但是,一般在对非常小的菌落进行计数时可能需要采取折中方案,以避免将琼脂培养基中的气泡或杂质计数。应制备并验证每种类型的琼脂平板,以确保充分区分目标菌落。所有装置必须尽可能保持洁净和无尘,并避免刮伤计数过程中必不可少的表面。

尽管存在已知数量的可数颗粒(如 0、1、20、100、250)的校准平板可能可用,但通常更好的做法是将认同的人工计数(至少两名分析员)与自动仪器产生的计数进行比较。除空白板外,还应使用这些平板进行核查。

16.5 干热灭菌器

干热灭菌器(dry heat sterilising ovens)通过使用 160~180 ℃的温度来杀灭细菌和其他微生物。玻璃和金属制品通常采用这种方法进行灭菌,但是该温度范围并不适用于许多其他材料。所有的金属和玻璃器皿在放入灭菌器之前都应该是干净的。灭菌后移走这些物品时,可将其放入适当的容器中,或将其单独或成批地用箔纸或工艺纸包装,以保持无菌。灭菌器应配备恒温器、温度记录器和定时装置。当灭菌器温度达到预设温度时,通常要保持 1 小时。应记录并保存每批灭菌物品的详细信息(日期、时间、温度设定、灭菌时间、灭菌器内容物和批号)。温度控制系统应按国家相应标准进行校准。灭菌指示管可通过颜色变化来提供一个已达到正确温度的直观指示,可以放在灭菌器中指示整个灭菌过程。灭菌后,玻璃器皿在取出之前可在灭菌器中冷却。

16.6 过滤系统

膜过滤是水中微生物学对液体样品中的细菌进行捕获的常用技术。一般而言,孔径为 0.45 μm 的滤膜是合适的,同时也是最常用的,但对于某些细菌,如弯曲杆菌和军团菌,则需要滤膜孔径为 0.2 μm。

除了不锈钢过滤座之外,过滤系统还需要一个真空泵以及一个收集器来收集过滤后的水。过滤系统可以是一个相当简单的过滤装置,也可以是包含自动清空收集器的大型的管路接入式的商售系统。过滤系统需要根据制造商的说明进行良好的维护并保持清洁。建议在发生故障时提供备用系统。真空泵不应超过 70 kPa[17],以避免损坏滤膜并影响其孔隙率及性能。

过滤漏斗应无任何裂纹,并有可见的校准标志(特定过滤体积标线)。应定期对随机选择的过滤漏斗进行校准检查,以验证其容量。过滤漏斗在每次使用前都应进行高压灭菌,或在两次使用之间通过煮沸、蒸汽和其他适用的方式(如紫外线照射)进行消毒,也可使用已灭菌的一次性过滤漏斗。

16.7 流式细胞仪

流式细胞仪(flow cytometry)应用广泛,在水中微生物领域,它是一种能对细胞悬浮液(如细菌或隐孢子虫孢囊等)进行准确计数的方法,如有需要,还可根据颗粒特征将其分离为已知浓度(细胞分选)。流式细胞仪可以对细胞进行荧光染色以识别不同的特征,从而对微生物群落进行分析,或者对细胞是否完整进行分类,以判断它们是活细胞还是死细胞。

细胞被引导到流动池内的一个"询问点(interrogation point)",在那里流体通道非常狭窄,以至于细胞需要以单列的形式移动。这些细胞通过"询问点",受到激光照射,应用于细胞上的荧光色素发生散射。所产生的光通过光电二极管或光电倍增管转换为电子信号。电子信号的强度与检测到的光量成正比并在流式细胞仪内通过分析软件显示。细胞在图形上显示为散射图案,具有类似属性(例如大小或荧光信号)的细胞显示为簇。流式细胞仪分析软件还可以计算确定的细胞浓度。

16.8 气体燃烧器

作为无菌操作的一部分,气体燃烧器(gas burners)很早的时候就被用于微生物实验室金属接种环或接种针的消毒,以及对培养瓶口和试管口进行灼烧。

气体燃烧器使用管道或瓶装天然气生成狭窄的明火。通过燃烧器底部的调节器改变气体/空气混合物,调整产生的火焰类型。

由于燃烧的接种环可能引起飞溅,因此可使用一次性塑料接种环代替。使用塑料接种环在速度和效率以及健康和安全方面都有优势。在生物安全柜中,应避免使用燃烧器。应定期检查管道和连接接头。气体检测装置可用于检测泄漏。

16.9 玻璃器皿

所有用于制备培养基和检测样品的玻璃器皿,如移液管、烧瓶、烧杯和培养皿等,都应具有一定的质量要求,不得有裂纹、缺口或破损。它们也不应含有抑制性物质,应充分清洁,并在使用前用合适的方式灭菌。

移液管可以放置在专门的移液管桶中,如放入其他材料中需要特殊纸(如牛皮纸)或箔纸进行包裹,但一般应允许蒸汽自由流动以确保灭菌。移液管也可以在干热灭菌器中进行干热灭菌。

玻璃器皿的储存应以防灰和防破损为主,如经灭菌,则应加以保护,以保持其清洁。在许多情况下,预灭菌的塑料器皿可作为替代品。

容量设备的精度应适合应用,并可追溯至国家标准。如果方法[18]规定了精度,则最好采用符合 BS EN ISO 4788 标准的 A 级玻璃器皿[18]。校准后的玻璃器皿不得进行热力灭菌,因为这会使校准失效。任何校准过的玻璃器皿,如遇到明显的温度变化,应在使用前验证其校准。

16.10　玻璃清洗机

许多不同类型的电子控制玻璃清洗机可用于清洗一般实验室玻璃器皿和瓶子。由于清洗机会使玻璃器皿承受一定的物理和温度应力,因此不适合清洗校准过的玻璃器皿。

有些清洗机包含纯化水或酸/碱冲洗步骤。实验室可以使用不同的清洗剂,清洗剂的选择取决于被清洗材料的类型以及脏污的程度。所有清洗机都应按照生产厂家的说明书进行安装和维护。

清洗的效果通常通过目测检查,但如果使用了酸/碱冲洗系统,也可进行pH 检查。

16.11　加热板和加热套

加热板和加热套均为恒温控制的加热装置,部分类型可能包含磁性搅拌装置。它们可以是陶瓷、卤素玻璃或其他材料。它们用于制备大量的培养基和试剂。

应确保加热板或加热套上仅使用符合质量要求的玻璃器皿。它们应具有良好的热弹性且结构坚固,无缺口或裂缝。此外,即使使用了搅拌装置,也应确保固体介质未与液体充分混合的烧杯底部位不会发生局部炭化。装置冷却后,应立即清理所有溢出物。装置应标有高温禁止触摸的警示。

16.12　免疫磁分离器

可使用商售装置,通过涂有合适抗体的顺磁珠分离和浓缩液态培养物中的目标微生物。

可使用手动和自动分离器。手动装置包括旋转混合器和带有可拆卸磁棒的颗粒浓缩器。而自动分离器则在封闭环境中执行整个操作过程。

所有设备应保证清洁,且不含抑制性或干扰性物质。

16.13　培养箱

培养箱是可控制温度的保温箱,有多种尺寸,有的配备内部风扇辅助空气循环,以在培养箱内提供更均匀的温度分布。培养箱的内部应使用易于清洁的材料,如不锈钢。当主门打开时(例如需要查看培养箱的内部情况),玻璃或有机玻璃内门有助于将温度损失降到最低。如果环境温度接近或高于培养箱中的温度,则除了加热系统外,培养箱还必须配备冷却系统,以达到所需的温度。例如,对于需要保持 22 ℃ 的培养箱,冷却系统是必不可少的。位于通风、光照或环境温度波动大的位置的培养箱可能无法完全保持温度。这时,可能需要一个温度可控的环境来保持培养箱温度符合严格的温度公差。

培养箱通常不需要进行具体的维护和保养,但应定期对设备内部和外部进行清洁和消毒,特别是在出现任何培养基溢出之后。清洁培养箱与冰箱内部的方法类似。可以先用温水清洁内部,然后用稀释的次氯酸钠等新鲜溶液充分喷洒所有内部表面。对于实验室而言,最好的方案是交替使用两种消毒剂。如果遵循合适的清洁制度,可能只需要使用消毒剂喷剂。喷洒后应立即用吸水纸巾擦干表面,且不应在培养箱内部有任何消毒剂残留。为验证清洁度,如有必要,可对其内部表面进行适当的拭子检测,用拭子检测适当范围的细菌并设置接受水平或需要进行额外清洁和消毒的限值。培养箱不应过载,并且装载方式会显著影响其内部的热量分布,从而影响培养箱内温度。例如,在成堆的平板或托盘中,或在罐子或盒子等二级容器中。

应定期监测培养箱的温度。应至少包括以下两次监测:在工作日开始时,在样品被移除之前读一次数;在工作日结束时或样品放进培养箱时读一次数(这些监测对于温度循环培养箱特别重要)。监测温度时,应使用经过校准的温度计或温度测量装置。

整体温度显示器只有在其准确度得到验证后才能使用。内部环境的连续温度监测(带相关警报系统)可全面评估培养箱性能,特别是对于温度循环的培养箱。在循环培养箱中,温度从 30℃ 上升到 37℃ 或 44℃ 应在 30 分钟内完成,该时间被视为可接受的最高升温时间。在整个培养周期内进行监控,可以对培养箱内的温度波动进行实际评估。无论是否有风扇辅助,重要的是在培养箱内建立均匀的温度分布。这可以通过在培养箱的不同位置放置温度计或温度记录装置一段时间(例如 24 小时)来评估。这也可以通过使用可追溯到国家标准的多点测量仪器实现。无论在哪里放置测温装置,培养箱的温度曲线都不应出现明显差异。

应建立培养箱的装载模式,并确定培养箱内任何异常的高温区域或低温区域。应尽可能避免此类区域,并指定为不应放置培养皿的地方。应按照预定的时间间隔,或当培养箱被移动到其他位置以及进行维修后,对培养箱进行重复分析。

温度分布也可能取决于培养箱的装载模式。例如,将 6 个以上皮氏培养皿堆叠在一起可能会影响温度分布,进而导致每个皮氏培养皿的温度都不同。正确的培养箱温度控制对微生物计数和检测的准确性至关重要。培养箱和温度计以及温度测量装置在设定的温度条件下的最大波动在 16.26 节中描述。

16.14　培养基和试剂分配器

有多种能够将培养基和试剂分配到试管、烧瓶或培养皿中的设备。它们可以是校准的移液管、注射器和玻璃器皿,也可以是蠕动泵(peristaltic pump)和具有可变自动传输功能的可编程电子设备。

所有设备必须清洁,并且适合于待分配基质的体积和特性。对于无菌培养基的无菌分配,设备中与无菌培养基接触的部件必须是无菌的。对于选择性培养基,应尽可能使用具有单独分离管组的设备,以尽量减少污染或携带抑制性物质的机会。

试剂分配器必须在使用前或定期校准,如果体积发生变化,则必须校准。所分配体积的准确度需按所分配体积的比例确定,对于 5 mL 或更大的体积,误差一般应在 −5%～5% 的范围内。

16.15　培养基制备器

培养基制备器的工作原理与高压灭菌器相似,是专门设计的灭菌设备,用于制备大体积的培养基(>1 L)。培养基制备器是一种独立设备,可在操作者最少参与的情况下控制培养基制备、灭菌、冷却和分配。此类设备有以下优点:①制备过程中各组分可充分混合;②加热和冷却时间缩短,最大程度减少成分的变性;③避免了处理热玻璃器皿,可提高操作人员的安全性;④提高了成品培养基的一致性。与高压灭菌器一样,制备器也具有加热容器、温度计和压力表、计时器和安全阀,还配备了连续搅拌装置。加入培养基成分和水后,整个过程就在灭菌装置内进行。一旦启动,机器将在混合时将加热室的内容物加热到目标温度。然后,在灭菌阶段的指定持续时间内,将培养基保持在此温度。灭菌完成后,制备器进入冷却阶段,并迅速将内容物的温度降至 50 ℃ 左右,在分配阶段,制备器将保持这一温度。在此阶段,可以通过注料口无菌加入添加剂或补充剂,在此阶段添加,可确保耐热性较差的补充剂不会失效,而设备保持持续混合可确保培养基成品的均匀性。特殊设计的倾倒和堆放装置可与灭菌装置配合使用,以无菌的方式将培养基分配到培养皿中。通常通过在整体蠕动泵上安装干净的无菌分配管来分配成品培养基。对于选择性培养基,最好的做法是使用独立的分配管以尽量减少携带抑制物质的机会,备用的无菌分配管应采用袋装或用高压灭菌纸包裹,以备使用。在安装到蠕动泵和堆垛装置时,包裹连接器和喷嘴的箔片可能,有助于防止污染。许多喷嘴组使用滑动套筒来实现这一点。分配培养基时,分配管必须先灌装好,然后进行校准,以提供每个培养皿或培养瓶所需的体积。分配之后,培养基可以留在堆垛机转盘上直到固化;随后应将固化的培养基及时转移,并按 17.8 节进行储存。

每个循环和性能标准的记录必须按照 16.2 节所述进行维护。

许多培养基制备器均配置紫外灯,它能够在制备培养基的过程中提供一定的防污染保护。重要的是,要保持设备的清洁,每次使用后都要彻底清除溢出物。分配管组应首先使用热水彻底冲洗,然后装袋,并进行高压灭菌,每次使用后,还应对混合室以及搅拌器进行彻底的冲洗和清洁。

在培养基制备器投入使用之前,应由认证工程师对其性能进行验证。应定期为制备人员提供相关服务,并进行年度校准,该校准可追溯至国家标准,并记录和存储所有数据。培养基制备器是压力容器,与高压灭菌器一样,每年都要接受安全检查。

16.16　显微镜(光学)

显微镜用于对肉眼看不见的材料进行详细研究。此类研究可能包括检查琼脂平板上的沉积物或菌落形态,对极小菌落进行计数,对藻类和肠道寄生虫进行计数和鉴定,或对革兰氏染色玻片进行观察。显微镜的种类很多,其中包括立体显微镜、倒置显微镜以及免疫荧光显微镜。

现代显微镜有许多容易识别的部件,如果显微镜要正常工作,其中的许多部件都需要调整到最佳状态。光源通常是仪器底部的钨丝灯泡,用来提供恒定的光源。光的强度可以通过变阻器来控制。光源的底座通常有一个虹彩光圈,用来改变到达聚光器的光量。位于载物台下方的聚光器装有能够使光线聚焦于样本上的透镜,聚光器包含两个螺钉,可使其居中,并且可上下聚焦。同时,聚光器还有一个膜片。载物台是放置样本的地方,它通常包含一个夹子,能够起到固定玻片的作用;还包括一个齿条及齿轮系统,能够使玻片在 x 轴和 y 轴上移动。两个轴上均有测微尺,允许用户在扫描过程中读取位置数据,以便用户能够返回并找到感兴趣的对象。

放大功能是由两个透镜来实现的。其中一个透镜称为物镜,装在物镜转换器上。物镜能收集透过样本的光线。许多物镜通常是拧入物镜转换器的。它们的放大倍数可以从 0 到 2 倍、4 倍、10 倍、20 倍、40 倍和 100 倍。高倍物镜可以是水浸式或油浸式的,放大倍数通常刻在每个镜头上。在双目显微镜中,从物镜进入的光被棱镜分为两束,分别进入两个目镜。这两个目镜的放大倍数通常为 10,其中一个可能包含目镜测微尺,以便计算或测量目标对象的大小。显微镜的总放大倍数是通过物镜和目镜的放大倍数来计算的。

大多数显微镜都有两个准焦螺旋。采用粗准焦螺旋使物镜进入样本的焦平面,用细准焦螺旋使图像清晰。在双目显微镜中,瞳孔间的距离可以通过将目镜相互靠近或远离来设定。这使得用户能够从两个目镜中看到单个图像。当用一个目镜对图像进行聚焦时,通常可以通过上下对焦来调整另一个目镜,从而获得双目清晰的图像。

　　由于诸如细胞等许多物体内部都含有水。因此当它们悬浮在水中时,很难通过明场照明来观察。不过,物体和其所悬浮的液体之间的对比度可以通过改变通过显微镜的光线进行增强。暗场聚光器会产生一个空心光锥,在正常情况下,它不会进入聚光器。当一个可折射的物体,例如细菌,进入光路时,样本就会在黑色背景下呈现出强烈的亮度。在相差显微镜中,物镜和聚光器中的环形光圈将光分为不同的相位。然后,通过光路中心部分的光与环绕样品边缘的光相结合。这两条路径产生的干涉图像中,致密结构会比背景更暗。具有环形光圈的物镜也可用于明场显微镜。微分干涉相差显微镜(DIC)使用偏振滤光片和棱镜来分离和重组光路,使样品具有三维外观。如果要检查未染色的样本,相差显微镜或微分干涉相差显微镜是必不可少的。

　　正置荧光显微镜使用波长较短的光(通常是紫外线)来照亮物体。物体的某些部分将光的波长改变为可见光谱中更长的波长。或者,用特殊的染色剂对样本进行染色,也可以达到同样的目的。这些染色剂吸收一个波长的光并发射出更长波长的光,这种染色剂称为荧光色素。荧光显微镜的光源通常是高压汞灯或氙灯,但现在也有发光二极管(LED)灯,这些灯不含汞,并因其能效高且灯的使用寿命长而越来越受欢迎。在荧光显微镜中,物镜将产生的光聚焦到样本上。产生的可见光会通过物镜返回目镜。显微镜内的滤光片用于产生特定波长的光,称为荧光滤光片。使用二向色反射镜将该光反射到样品上。二向色反射镜允许样品中较长波长的光传回显微镜,然后通过紫外吸收滤光片滤除不需要的紫外线,以防进入用户的眼睛。荧光染料可对微生物进行染色。或者,荧光染料可以与蛋白质(例如抗体)结合,通过这种方式,隐孢子虫就可以被染色且变得可见。

　　当使用荧光显微镜时,应记录使用时间,并以适当的频率更换灯泡。更换灯泡时,应戴上安全手套和护目镜,因为这类灯泡在更换过程中可能会发生爆炸。同时应遵循正确的灯泡处理程序。应避免灯泡与手指直接接触,这样可以最大限度地减少由于玻璃的污染或蚀刻导致灯泡使用寿命缩短的可能性。还应特别注意不要刮伤或损坏玻璃光学元件。

1) 光源校正和科勒照明系统

为了校正光源,聚光器应尽可能靠近载物台。在载物台上放置一个样本玻片,并使用低倍物镜(如 5 倍或 10 倍)来聚焦样本。将光圈缩小到最小,然后聚光器聚焦,使光圈边缘轮廓鲜明。然后,用位于聚光器两侧的两个螺钉将聚光器居中,直到光线出现在视野的中间。调整光圈,直到边缘刚好接触外部视野,并使用定心螺钉进行必要的微调。光圈现处于打开状态,继续调整直到它正好在视野之外。光圈的打开程度与用于检查样本的物镜有关。例如当使用 100 倍微分干涉相差显微镜物镜评估隐孢子虫卵囊的玻片时,应重复该过程。这将最大限度减少样本暴露在强光之下。

可以调整聚光器光圈以增加或降低图像对比度。一旦设置好,显微镜就具有科勒照明系统(Kohler illumination)。样品对比度通过调节聚光器的光圈来进行控制,光强通过调节灯罩上的变阻器来进行控制。

2) 校准

显微镜下观察的物体可以通过测量以确定它们的尺寸。这种测量是通过把目镜测微尺插入其中一个目镜来实现的。这是一种放置在目镜上的测微尺,通常分为 100 个分度。同时可以使用载物台测微尺对其进行校准。显微镜使用人员可以通过将目镜测微尺刻度与已知长度的载物台测微尺的刻度进行比较来确定目镜中刻度的大小。应对通常用于测量的每一个放大倍数都进行校准。载物台测微尺的规定长度通常为 1 mm。规定长度分为 100 个分度,编号从 0 到 100,每个分度的长度为 10 μm。如果所使用的目镜测微尺可以独立于目镜聚焦,则应在校准之前进行。

将载物台测微尺放置在显微镜载物台上,打开透射光,并使显微镜聚焦在载物台测微尺图像上。首先使用 10 倍物镜,对显微镜载物台和目镜进行调整,使目镜测微尺上的零线准确叠加在载物台测微尺的零线上。在不调整载物台的情况下,找到距离两条零线尽可能远的一个点,在这个点上,目镜测微尺上的线再次精确地叠加在载物台测微尺上的一条线上。确定两叠加点之间目镜测微尺的分度数和载物台测微尺的分度数。例如,如果目镜测微尺上的 100 个分度测量载物台测微尺上 100 个分度(1000 μm),那么目镜测微尺上的一个分度所测量的长度为 10 μm。这通常是 10 倍物镜的情况。

每个物镜的校准都需要遵守该程序。例如,在 20 倍物镜下,需要将 1 个目镜测微尺分度校准到 5 μm；在 100 倍物镜下，需要将 1 个目镜测微尺分度校准到 1 μm。应记录校准信息，并与显微镜保存在一起。显微镜应定期校准，例如每年校准一次。显微镜校准应保持不变。如果校准发生变化，则应对其原因进行调查。

　　3）显微镜的保养

　　显微镜只有在定期维护和正确校准的情况下才能有效工作，其维护频率取决于使用情况[19]。应保护其免受环境污染，并按照制造商的说明进行使用和安装。应记录维护细节，包括调整、更换部件和修改，并对记录进行保存。当不使用显微镜时，应用防尘罩保护，以防止显微镜表面有灰尘和其他可能影响其性能的污染物。除此之外，显微镜在使用后需用拭镜纸对光学元件和载物台进行清洁。

16.17　微波炉

　　微波炉利用微波能量加热，可用于加热液体，并且能够在分配琼脂之前快速且容易地将其熔化。然而，在使用微波炉时也需要采取某些预防措施。当使用微波炉对瓶装液体进行加热时，液体有时会变得过热并容易发生沸腾，尤其是当瓶子从微波炉中移出被摇晃时，更易发生沸腾。长时间低功率使用可最大限度降低液体过热的风险。此外，当瓶子被移出微波炉时，不应该摇晃它们。密封的容器可能会在微波炉内爆炸，因此，在将瓶子放进微波炉之前，瓶盖或瓶塞应松开；加热过程完成后，不应立即将瓶子从微波炉中移出，而应让其冷却。如果瓶装液体在微波炉中加热，它们必须始终有足够的顶部空间，以保证其内容物不会因为体积膨胀而溢出。

　　装有转盘的微波炉可以实现更好的热量分配。因此，对于将在微波中处理的每一种类型的培养基，必须确定功率设置、时间和待处理瓶子的数量，还应对这些标准处理时间和热量设置进行验证，以确保培养基的性能不会受损。

　　微波炉应始终保持清洁，任何溢出物都应立即清理。微波炉应定期检查辐射泄漏，并确保微波炉门密封良好（可以使用自检设备，但应雇用一名专业的服务工程师进行设备检验，特别是对于高功率设备）。

16.18　气调包装培养设备

传统上使用的气调包装培养设备是可以密封的气罐,并使用商用气体发生器来产生厌氧或微需氧环境。现在可以使用密封袋或其他类似的商焦产品。这种方式适用于培养少量培养皿或类似物品。而对于较大数量的培养皿,可以使用厌氧箱和培养箱。可以采用商售气密容器,前提是确保它们的体积适合气体发生器(体积通常为 2.5 L 或 3.5 L)。

厌氧罐用于促进厌氧细菌和微需氧细菌的生长。它们通常包括一个聚碳酸酯罐,罐盖紧密贴合,由夹具固定到位。较老的系统使用一种催化剂,将氢气和氧气结合生成水。其中,氢气是通过向含有硼氢化钠的袋中加水生成的。现在也有商品化(无催化剂)厌氧产气袋可供使用。它们使用一系列化学物质来去除氧气,产生二氧化碳。厌氧产气袋是以密封包的形式提供的,一旦打开包装,反应就会开始。应首先将培养瓶和培养皿放在罐子里,然后是厌氧指示条(见下文),之后才能加入厌氧产气袋并打开包装。反应会产生热量,厌氧罐内可能会出现冷凝现象。应特别注意确保厌氧产气袋与厌氧罐的容量相匹配。厌氧罐应在使用后和怀疑污染时进行清洁。类似的厌氧产气袋可用于制造微需氧环境,用来分离弯曲杆菌。

应将培养物松散地放置在厌氧罐中,并应使用适当通风的培养皿。使用前应将厌氧罐烘干,以防发生水分积聚和阻碍气体循环。螺旋盖容器的盖子应足够松,以使外界气压与罐中气压平衡。向厌氧罐装入培养物后,就建立了适当的条件,同时建立了验证条件是否已经达到要求的方式。这可以通过厌氧指示条来实现,或者采用包含两种质量控制(quality control,QC)细菌的培养物,其中一种是需氧菌,另一种是微需氧菌或厌氧菌。只有当指示条变色并且细菌培养表明达到了合适的内部气体条件时,才能表示达到了正确的培养条件。对于新批次的厌氧产气袋,应该用适当的厌氧或微需氧微生物进行性能测试。

大型厌氧柜应按照制造商的说明进行操作,并定期维护。

一般而言,厌氧培养需要<1%的氧气和 9%~13%的二氧化碳的气体环境。微需氧培养需要 5%~7%的氧气和约 10%的二氧化碳的气体环境。

16. 19　pH 计

pH 计用于测量环境温度(即 15～25℃)下的氢离子浓度。它们的测量精度应达到 ±0.1℃,并具有手动或自动温度补偿功能。测量电极和参比电极通常组合在一起形成组合电极。不使用时,应根据制造商的说明书对 pH 电极进行储存。

在微生物实验室中,pH 计主要用于检查灭菌或制备后的每批培养基和试剂的 pH 值,有时也用于高压灭菌前调节培养基的 pH 值。

在每次使用前,应对 pH 计进行校准。在日常使用中,如果有支持 pH 计校准的稳定性数据,则每周进行一次全面校准就足够了。应根据制造商的操作指南,使用 2 种(或更多种)符合 ISO:17034 标准且覆盖适当的 pH 值范围的缓冲溶液进行校准。如果购买预先制备好的缓冲溶液,则应在有效期内使用。可采用两个校准点中间的第三个标准缓冲液来验证仪表的性能和校准的有效性。应每天使用相同的 pH 缓冲液对 pH 计进行校准。如果 pH 计使用频率较低,可在每天或每次使用前进行校准。如果校准结果不符合要求,则应重新进行全面校准。应记录校准的细节结果。未用完的缓冲溶液应该丢弃,不可再倒回储存瓶。应每天对电极的响应(如斜率和毫伏输出)进行检查。还应使用来自不同制造商的不同 pH 值的缓冲液进行常规内部质量控制(AQC)测试。如果 AQC 或其他检查的结果不在可接受范围内,除非重新进行全面校准和纠正了该情况,否则该 pH 计不可使用。

平头膜电极或针尖电极适用于测量固体培养基的 pH 值,在使用这类电极时,只需接触培养基表面或将尖头插入琼脂即可。根据制造商的说明,平头膜电极可能需要定期更换填充液,因为电解质会从电极的末端渗出。由于有机物质的累积会严重抑制电极反应,使用后应特别注意对电极进行清洗。不得让电极干燥,应使用制造商推荐的缓冲液或储存溶液进行储存。

16. 20　移液管和移液器

许多实验室在常规微生物分析中会使用无菌玻璃移液管或塑料一次性

移液管。这些移液管具有体积标线。因此,任何发生损坏或破损的移液管都应丢弃。移液管通常需要借助洗耳球或机械装置对培养基进行分配,移液管可以用不吸水的棉花塞住,以防止洗耳球的内容物污染移液管中的样品和培养物。应对每个新批次或制造商的移液管样品抽取具有代表性数量进行移液量检查,以确认移取的量是否正确。这可以通过测量水的质量和根据设定的公差验证其质量来实现。通常进行 10 次重复称重,然后确定标准偏差、变异系数百分比(percent coefficient of variation),也称为相对标准偏差(relative standard deviation)以及不准确度。

自动移液器和移液器枪头用于分配固定或任意体积的液体,这是通过在移液器中使用手动或电动活塞进行空气置换来实现的。移液器筒和活塞存在被污染的危险,因此,应使用塞有防水棉的移液器枪头或筒式过滤器。应根据制造商的建议使用正确尺寸的移液管枪头。否则,松散安装的枪头可能会泄漏,无法提供正确的体积,或者可能从移液器的末端脱落。在不使用时,自动移液器不应放在工作台上,而应存放在适当的支架/充电器处。有些自动移液器能够高压灭菌,但需要特别注意进行校准检查。它们必须保持清洁,特别是如果有任何内部污染的迹象,例如在分配培养基时。理想情况下,每个移液器应该有专门的用途和位置。

可以购买无菌、带包装的移液器枪头,包装方式可以是单独包装或少量包装的。移液器枪头也可以放置在合适的容器中,在 121 ℃ 高压灭菌 15 分钟。如果容器从高压灭菌器中取出时是湿的,则在使用之前,应将其放入培养箱或干燥箱中干燥。如果移液器的外部在使用过程中受到污染,在进一步使用之前,应该用 70% 的乙醇或 2-丙醇擦拭消毒。

新的移液器在使用之前应进行校准,应根据制造商的说明在适当的时间间隔内进行。校准可以通过测量水的体积来实现,应考虑温度变化所导致的水的密度的变化。校准所选的体积应代表移液管可能使用的容积范围。对于每个选定的体积,记录数据并计算平均分配体积、标准偏差和变异系数。在理想情况下,变异系数应小于 1%,偏差应小于所选体积的 2%,对于对精度有更高要求的情况,如标准样品制备时,偏差应小于 1%。所需的变异系数和偏差根据使用情况而变化,在某些情况下,上述建议可能不适用。实验室应根据其要求制定适用性标准。根据自动移液器的使用情况,应定期进行校准检查,如每天或每周。应记录并保存每个移液器的详细信息,例如进行校准的日期和校准人员。移液器也可以送到有资质的供应商处进行重新校准。

16.21   防护柜

防护柜可以分为微生物安全柜(microbiological safety cabinet,MSC)和层流罩。MSC 可定义为是一种通风柜,其目的是保护用户和环境,例如防止因处理潜在危险和有害微生物而产生的气溶胶影响用户,并对排放到大气中的空气进行过滤。MSC 共有三级:Ⅰ级微生物安全柜为正面敞开式设计,旨在通过不断将空气抽到远离操作人员的安全柜的前部,然后通过高效微粒空气(high efficiency particulate air,HEPA)过滤器排出,从而起到保护操作人员的作用。Ⅱ级微生物安全柜也是正面开放式的,其设计使通过 HEPA 过滤器的空气向下流动,保持工作区域的清洁。它能够有效保护操作人员和产品,但也可能会受到柜外空气流动的影响。Ⅲ级微生物安全柜具有完全封闭的设计,以保证危险制剂不会外泄,其工作需要通过连接到圆孔之上的手套来实现。空气通过 HEPA 过滤器进入,并以类似于Ⅰ级微生物安全柜的方式排出。

层流罩能够提供过滤气流,保护操作人员并根据安装的过滤器类型去除灰尘和其他颗粒。它们可以作为粉末沉降柜使用,并为处理无菌产品提供合适的环境。例如,当处理污水和污泥样品时,在安装正确类型的过滤器的前提下,它还可以用来减少气味,保护操作人员免受某些化学气体的危害。这实际上是通过活性炭过滤器排出气体的Ⅰ级微生物安全柜。

防护柜内应尽可能不放置设备,并且不得在柜内使用气体燃烧器。实验室可使用一次性无菌接种环等作为合适的替代方案,以消除对气体燃烧器的需求。操作人员必须接受有关防护柜的用途和操作的全面培训,并了解防护柜内可进行的工作类型。所有的防护柜都应该按照制造商的说明进行检修、检查和维护,并保留相关记录。需要经授权的专业人员每年对防护柜中的空气流量及防护柜的总体效率进行正式检查。应根据需要更换过滤器。在进行检查前,防护柜应保持清洁和消毒。

16.22　冰箱和冷冻柜

冰箱包括冷冻室和温度保持在(5±3)℃的冷藏室。冰箱用于储存培养基、试剂、培养物、材料和样品。未使用的培养基、无菌材料和试剂应存放在单独的冰箱或隔间中,且储存方式不应影响隔间的温度。理想情况下,样品和培养基不应储存在同一冰箱中。如果条件不允许,应将它们分开存放在专用区域,以最大限度降低发生污染的风险。对于挥发性或易燃试剂,应使用无火花冰箱进行储存。

每台冰箱都应配备经过校准的温度计或温度测量装置,并定期记录温度。如果进行定期监控,实验室最好使用连续监测装置。

制冷空间温度的均匀分布非常重要,特别是大容量冰箱。这可以通过在冰箱的不同位置放置温度计或温度测量装置一段时间(例如 24 小时)并定期记录温度来评估。这也可以通过使用可追溯到国家标准的多点仪器来实现。无论在何处放置温度测量装置,冰箱的温度曲线都应无明显差异。

冷冻柜是个能够冷冻储存的空间,通常在(-20±5)℃的温度下工作,但也有在(-70±10)℃及以下温度下工作的超低温冷冻柜。冷冻柜可用于储存微生物培养物、试剂和化学品以及供分析用的样品和样品制剂。冷冻柜应保持低温。与冰箱一样,冷冻柜的温度也应该进行定期检查。

现代冰箱和冷冻柜通常都是无霜的,但老设备可能需要定期除霜。冰箱和冷冻柜应在需要时解冻并保持清洁。应使用干净的温水和非磨料布进行常规清洁,例如每月 3 次。洗涤剂和消毒剂只能在极少的情况下使用,例如,当发生溢漏或内部空间被污染时。一旦发现泄漏,应立即清理。如果使用洗涤剂或消毒剂,则应在使用之后彻底冲洗表面,并让其风干,然后再放入材料和培养基。应定期检查它们是否发生泄漏和损坏。

16.23　样品制备设置(搅拌器、拍打式均质器和脉冲式均质器)

样品制备设备用于制备各种固体和半固体物质的初始悬浮液,然后用标准微生物技术进行分析。设备的选择取决于所分析材料的基质。除非有明确的程序规定,否则对于每种新的基质,均应对使用这些设备的回收性能进行确认。

搅拌器的底座中有一个快速旋转的刀片,样品放置在装配在底座上的可灭菌的金属或玻璃容器中。

带有合适的塑料袋(均质袋)的拍打式均质器,可用于混匀污水污泥基质。消化污泥很容易混匀,但污泥饼和衍生物则可能需要多个均质袋以防止穿孔,并需要更长的均质时间,以达到完全混匀。典型的操作时间为 1～3分钟。

脉冲式均质器是一种具有专利的混合器,广泛用于食品样品的制备过程,其原理是利用高频冲击波对均质袋中的物质进行混匀。据报道,它对样本的破坏性较小,均质袋发生破裂的风险较低,应按照制造商的说明进行操作。

样品制备设备应保持清洁,任何溢出物都应立即清理,并应定期消毒,特别是在均质袋发生泄漏等潜在污染之后。应按照制造商的说明进行维护和校准。

16.24　螺旋接种仪

螺旋接种仪(spiral platers)可以是全自动或半自动的,螺旋平板法可以实现快速菌落计数,同时还能避免所有或部分需要的中间稀释。其原理是在阿基米德螺旋形旋转的培养皿表面分配体积对数递减的样品。经过培养后,菌落会沿液体沉积线生长。培养皿的每一点上的体积都是已知的且经过校准。细菌总数通过将菌落数除以培养皿相同部分中分配的体积来确定。可以使用自动菌落计数设备快速计算菌落的数量。

应对分配系统进行灭菌和冲洗,每次运行前,应通过无菌水来验证设备的无菌性。分配模式可以用可洗墨水进行验证。培养皿中心附近的墨水应该是最密的。应使用水对所分配的体积进行质量检查。获得的质量与所分配的体积的理论质量的相对误差应在 -5%～5% 的范围内。

螺旋接种仪应保持清洁,任何溢出物应立即清除,并按照制造商的说明进行维护和校准。

16.25　蒸锅和沸水浴

蒸锅和沸水浴可用于熔化琼脂和清洁设备的小部件,如过滤漏斗等。蒸锅能够在大气压下产生蒸汽,沸水浴能将带盖的小型容器中的水加热至沸点。在这两种情况下,如果厂家说明允许,应优先使用蒸馏水或去离子水,否则可能需要根据所用水的硬度进行定期除垢。

必须确保设备中有足够的水,以免被煮干。对于沸水浴则要保证需要清洁的物品完全浸没。使用这些设备时应注意防止烫伤。

16.26　温度记录装置(温度计和温度探头)与温度控制

温度计有水银温度计和酒精玻璃温度计,可用于各种温度范围,同时包括多种尺寸。如有需要,它们可以按照国家标准进行校准。经认证和校准的温度计需要在预定的时间间隔重新校准和认证,通常是 5 年。经认证的温度计可用于校准实验室的参照温度计,参照温度计经校准后可用于校准测量实验室温度的工作温度计。

电子温度记录装置包括热电偶温度计和铂电阻温度计。温度读数通过有线或无线电波传输到显示器或记录器上。根据系统的不同,它们可以根据设定的时间间隔对温度数据进行观测和记录。有些装置可以启动警报,在实验室或通过电信网络提醒用户温度超出范围。实验室也可使用数字温度计。

当使用温度计或者温度记录装置时,应该在规定公差内测量给定温度。例如温度在 $20 \sim 40 \, ℃$ 范围内的培养箱,允许的最大波动为 $\pm 1 \, ℃$。在这种情况下,可以使用精度为 $\pm 0.5 \, ℃$ 的温度计或温度记录装置,但是精度为 $\pm 0.2 \, ℃$ 的温度计或温度记录装置可以提供更高的准确性。出于符合饮用水法规的目的,实验室可能更适合使用精度为 $\pm 0.1 \, ℃$ 的温度计或温度记录装置。对于温度设置在 $40 \, ℃$ 及以上的培养箱,允许的最大波动为 $\pm 0.5 \, ℃$,那么使用的温度计或温度记录装置的精度应为 $\pm 0.1 \, ℃$。对于双温培养,由于温度计的可用范围,可能需要两个温度计(如在 $30 \, ℃$ 和 $44 \, ℃$ 下进行培养)。

对于一些敏感的设备,为了防止温度测量时的热量损失,可以将温度计或温度记录装置放置在装有惰性液体的适当的塑料或玻璃容器中。合适的液体包括甘油、液体石蜡和丙二醇。当温度计或温度记录装置从培养箱中取出进行读数时,这些液体可以稳定温度测量值。装有温度计的容器应放置在培养箱中,放置位置应能反应培养的样品和材料。水银玻璃温度计是易碎的,如果破损,则会对健康造成危害。因此,应将它们放置在不干扰温度测量的保护壳内。如果水银柱或酒精柱破裂,则不能继续使用。

工作温度计应该定期进行校准,通常校准周期为一年,与参考温度计相比,任何误差都不能大于参考温度计的公差。电子温度测量装置必须根据经认证的温度计或其他经国家标准认证的校准温度记录设备进行定期校准。

任何测量都不是完美的,它有一个由多种因素引起的相关不确定度,包括误差以及不可再现性。理论上每次测量都需要注明不确定度,通常用 ± 来表示[17]。不确定度必须在该方法的公差范围内,例如使用误差为 + 0.2 ℃ 的温度计读取 30.9 ℃ 读数将超出(30 ± 1)℃。如果已知多个不确定度,则必须将不确定度相加。

16.27　计时装置

计时器和整体式计时装置可以是指针式的或数字显示的,用于需要指定时间间隔的情况。计时装置必须保持清洁,必须达到所需的准确度,并根据应用和使用情况用国家时间信号进行验证。

高压灭菌器以及培养箱等设备中的整体式计时器,应根据生产厂家的说明进行操作,并定期进行检查/校准。应配备备用电池和备用电源。

16.28　紫外线消毒柜

紫外线消毒柜可作为一些设备(如过滤漏斗)在使用之间进行消毒的替代方法。然而,这种方法可能不适用于所有类型的过滤漏斗。紫外线辐射的波长和强度以及曝光时间对该方法的成功至关重要。由于商售的紫外线消毒柜有多种规格,用户需要验证适合其预期用途的消毒条件。这种方法对于一些微生物而言是非常有效的,例如总大肠菌群、大肠埃希氏菌和肠球菌,但对于孢子形成指示生物（例如产气荚膜梭菌），可能需要更严格的条件。应保存验证数据和使用条件的记录并定期检查设备性能。用于判断曝光时间的计时装置也应定期进行校准。

使用紫外线时，存在特殊的健康和安全风险，因此，应进行评估并采取适当的预防措施。应按照生产厂家的说明使用此类设备。应每日检查其性能，并应每年更换灯泡，必要时立即更换。应保存性能检查、更换灯泡和遇到的任何故障的记录。

16.29　涡旋混合器

涡旋混合器用于混合试管或瓶中的液体，例如梯度稀释时对液体中的细菌悬浮液进行充分混匀。使用时，试管或容器的底部应压在混合器头上，通过在混合液中形成涡旋使其混合均匀。某些型号的混合器能够对转速进行控制。应确保使用的容器足够大，以防液体在混合过程中发生外溢。设备应保持清洁，如果发生泄漏，必须对设备进行消毒。手持式混合器的振动可能会对健康造成不利影响，应避免过度使用。

16.30　恒温水浴锅

恒温水浴锅可用于培养某些培养物或使琼脂培养基保持熔融状态。它们通常包括一个搅拌器或循环泵，并带有加热元件和恒温器。水浴锅通常会安装一个倾斜的盖子，以尽量减少蒸发造成的水分损失。当水浴锅用于培养物时，应使用蒸馏水或去离子水，并设为搅拌或循环模式，只有水位达到建议水平时才能开机。若长时间连续使用水浴锅，应定期排空和清洁，并在重新加水前用适当的消毒剂（如 70%乙醇或异丙醇）擦拭干净。不使用时，应根据生产厂家的说明，在存放前将水浴锅中的水排空并进行清洁。水浴锅在使用时，应定期测量水温。每日最少读取两次，一次是在工作日开始时，即培养物被取出之前；另一次是在工作日结束时，或当样品放入水浴锅时，应使用经过校准的温度计或温度测量装置。水浴锅的温度显示器通常仅作为参考，只有当其准确性得到验证后才能作为可信的温度参数。当水浴锅用于恒温培养时,可以考虑进行连续的温度监测。

在向水浴锅中放入瓶子或试管时,应确保瓶内或管内的液位低于水浴锅的水位。应使用合适的支架或稳定装置,以防止瓶子过管子中的内容物进水或外溢。如有溢出物,必须立即处理,否则可能导致水以及水浴中的物品受到严重污染,因为即使是微量的培养基,也能促进水中细菌的大量生长。

16.31 纯水机——蒸馏装置、去离子装置和反渗透装置

用于制备微生物培养基、试剂和其他实验室用途的水必须符合相关质量标准(详见 17.5 节)。

纯水机的选择取决于实验用水的质量要求、所需的水量和待处理水源水的矿物含量。纯水机有多种类型,包括生产蒸馏水的简单蒸馏装置,也可能包括配备预过滤器、去离子柱和反渗透装置的更复杂的装置。一些纯水机的储水箱可能配备再循环泵和紫外线照射装置,用于保持纯水的质量。静置纯水的水质可能会随着时间的推移发生恶化,由于暴露在空气中,气体和微量的有机化学物质的溶解可能会导致 pH 值和电导率发生变化或促进微生物生长。所有设备应按制造商的说明进行安装、维护和使用。蒸馏器应根据所使用区域的水的硬度,根据需要进行除垢和清洁。其他装置需要根据使用情况更换过滤器。净水器的某些部件可能需要定期更换,以确保其性能持续符合规范要求。

应定期以及在更换滤芯或清洗后对纯水进行检测,建议保存完整的维护记录。

第 17 章

微生物实验室使用的材料与技术

微生物实验室所使用的化学品应达到分析纯级别。在适当情况下,试剂和化学品应按照制造商的说明进行储存和使用。如果过期,则应丢弃这些试剂。试剂和化学品通常会附有安全数据表以及毒性数据,应保存这些数据的记录,并对任何特定危害进行评估和记录[8]。应始终小心处理化学材料和试剂,任何溢出物都应立即清理。

17.1 培养基

培养基用于培养微生物,这些微生物包括各种细菌、酵母以及小型真菌。大多数商售培养基都是粉末型的。制造商可提供多种不同形式的培养基和原料,包括以下几种:

(1) 含有完整成分的完全培养基。例如用于检测水中总大肠菌群和大肠埃希氏菌的滤膜法月桂基蛋白胨肉汤(membrane lauryl sulphate broth,MLSB)。

(2) 含有大部分成分,但需要添加补充剂的基础培养基。例如卡那霉素七叶苷叠氮琼脂(kanamycin aesculin azide agar,KAAA),需要添加抗生素卡那霉素,才能用于检测肠球菌。

(3) 制备培养基所用的单个成分。例如酵母提取物和脱脂奶粉,可用于制备检测铜绿假单胞菌的十六烷基溴化铵琼脂。

（4）添加到培养基中的补充成分：

① 促进微生物的生长，例如马血；

② 作为诊断补充，例如用于尿素分解的尿素；

③ 作为选择性补充，例如卡那霉素。

（5）即用型培养基，如管装、瓶装的无菌肉汤，或已倾注琼脂的培养皿。

液体培养基通常称为"肉汤（broth）"。肉汤可以是非选择性的，即大多数细菌都能够在其中生长，例如营养肉汤；也可以是选择性的，即只允许某些细菌生长。对于更挑剔的细菌，可以使用 2 号营养肉汤或脑心浸液肉汤。非选择性肉汤可用于细菌的一般培养，也可以添加特定成分来表现特殊性质，例如添加乳糖和 pH 指示剂可用于乳糖发酵或使肉汤选择性地分离特定类型的细菌。用于制备肉汤的试剂和粉末应在室温下易溶于水，以形成澄清的溶液。

固体培养基通常称为"琼脂（agar）"。琼脂可以是非选择性的，即允许大多数细菌在其上生长，例如营养琼脂；也可以是选择性的，仅允许某些细菌生长，例如 M‐肠球菌琼脂（M-enterococcus agar，MEA）。非选择性琼脂用于细菌的一般培养。对于选择性琼脂，可添加特定成分，例如在滤膜法乳糖葡萄糖苷酸琼脂（membrane lactose glucuronide agar，MLGA）中添加十二烷基硫酸钠，可用于分离总大肠菌群和大肠埃希氏菌。用于制备琼脂培养基的试剂和粉末在煮沸时应易溶于水，以生成澄清的溶液。

关于培养基制备、生产、储存以及性能测试等方面的一般要求，可详见 BS EN ISO 11133[20]。

17.1.1　不同类型的培养基

营养培养基，无论是肉汤还是琼脂，都是为了让各种细菌生长而设计的，其中包括那些在常规水质分析中需检测的细菌。肉汤或琼脂对于在其上生长的细菌类型可能是非选择性的，例如用于异养细菌计数的酵母提取物琼脂。可以将化学物质或补充剂添加到非选择性培养基之中，使其对特定细菌具有选择性，或使一种细菌与另一种细菌区分开来。不同类型的培养基按照各自的术语与定义进行了分类[20]，例如

（1）鉴别培养基是一种能够检测微生物的一种或多种生理或生化特性的培养基，例如乳糖发酵。

（2）加富培养基，通常是液体培养基，其中含有能够抑制非目标生物体生长的化学物质，同时还能够允许目标生物体生长。一旦培养完成，目标生物体的数量通常会超过非目标生物体的数量，例如，用于分离沙门菌的拉帕波特肉汤（Rappaport broth）。

（3）选择性培养基，无论是固体还是液体，都能使目标生物体生长，同时还能抑制非目标生物体的生长。选择性培养基可能含有鉴别微生物的化学物质，例如，用来分离沙门菌的木糖赖氨酸脱氧胆盐（XLD）琼脂。作为一种固体培养基，目标生物体可以在培养基表面生长，可被鉴别然后在另一种培养基中继代培养，或用于进一步生化或血清学检测。

17.1.2　培养基的基本成分

大多数常规培养基，无论是营养培养基、加富培养基还是选择性培养基，都包括一组基本成分，这些成分能够提供微生物生长所需的碳元素、氮元素、维生素以及矿物质。最常见的成分包括蛋白胨，可以是水提取物或肉类的酶消化物，其他成分包括酵母提取物（一种酵母的酸解物）、肉类提取物和酪蛋白水解物（一种酪蛋白酸提取物）。胰蛋白胨（一种酪蛋白酶解产物）富含色氨酸，色氨酸是生产吲哚的前体。因此，色氨酸是胰蛋白胨营养琼脂（TNA）中的一种基本成分，用于证明吲哚的产生，从而确认大肠埃希氏菌的存在。真菌蛋白胨是一种用于真菌生长的特殊蛋白胨。有关培养基制备所用的成分质量的更多信息，请参考 BS EN ISO 11133[20]。

17.1.3　琼脂

琼脂是一种从海藻中提取的多糖体。商售琼脂一般为粉末形式，根据琼脂的纯度，通常添加到肉汤中的浓度在 1%～1.5% m/v。在肉汤中添加琼脂可形成凝胶，当冷却到大约 42 ℃ 以下时会形成固态表面，适合微生物生长和菌落形成。然后，就可以对菌落进行计数和分析，例如通过仔细研究菌落形态或颜色，可以识别不同的微生物菌种，并确定菌落为纯菌落（即仅一种菌落类型）或混合菌落。也可以选择单个菌落在新琼脂培养皿中进行继代培养，以得到纯菌落。

不同厂家提供不同纯度的琼脂。通常使用的琼脂浓度为 1.2%～1.5%

m/v,以便为琼脂平板提供合适强度的凝胶。较低浓度(通常为 0.7% ~ 0.8% m/v),可用于制备半固体琼脂,例如此类琼脂可用于噬菌体的分析。高纯度的琼脂在较低浓度下(通常为 1%)就能产生适当强度的凝胶。此外,这些琼脂平板通常会更加清澈。

琼脂只有在水中加热至沸点时才会完全溶解。在冷却至约 42 ℃时,琼脂溶液会开始凝固。正是琼脂的这种特性,使得它在通过涂布平板(固态表面上)或作为倾注平板(琼脂内部)进行微生物计数的分析中非常有用。当琼脂溶解或熔化时,如果琼脂不能完全溶解或溶液不能充分混合,可能导致凝胶强度变弱,转移到培养皿(带盖培养皿)后形成的凝胶不能达到相关要求。将培养皿倒置后培养基可能会发生脱落。琼脂培养基表面应平滑均匀,制备不当的琼脂可能会导致表面不平或出现块状。

17.2 干燥培养基的储存

大多数制造商提供的培养基均为脱水配方粉末。它们还提供批号、过期日期以及培养基制备细节的相关资料。虽然培养基制备和灭菌的详细信息由制造商提供,但这些也应记录在分析方法中(详见 18.1 节)。培养基容器应存放于阴凉干燥处,并清楚标记接收日期和容器打开日期。首次打开容器时,实验室应根据配方的潜在变质情况确定有效期。大多数粉末培养基都具有吸湿性。当打开培养基容器并取出粉末后,应将盖子盖紧以减少其吸收水分的可能性。在一段时间内,一些培养基可能会吸收过量的水而发生固化,这通常会导致培养基变色,并使营养物质或选择性特性发生变化。对于这种情况,即使培养基尚未过期,也应丢弃。

培养基补充剂也可以从制造商处购买。大多数为冻干形式,应该按照制造商的说明进行储存和使用。培养基补充剂还应标明接收日期,过期后应及时丢弃。

17.3 培养基的制备

制备培养基时,应称量适当数量的单个成分或配方培养基所需的材料,并添加适当体积的蒸馏水、去离子水或类似等级的水（见 17.5 节）。许多培养基中含有选择性化学物质，如果这些化学物质作为粉末提供，则应采取适当的防护措施，例如使用呼吸防护装置，防止吸入粉末。高压灭菌过程可能会改变培养基的 pH 值，虽然这通常不是必需的，但是在灭菌前可能需要调整培养基的 pH 值。灭菌完成后，无法调整 pH 值。可通过添加少量适当浓度的盐酸或氢氧化钠（例如 1 mol/L）来调整，直到达到所需的 pH 值。例如，当滤膜法月桂基硫酸盐肉汤用于检测水中总大肠菌群时，灭菌后，其 pH 值应为 7.4±0.2。通过加热来灭菌溶液可能会导致培养基中的乳糖分解，从而降低 pH 值。因此，有必要将培养基初始 pH 值提高 0.2～0.4，以确保灭菌后培养基的最终 pH 值为 7.4±0.2。应在任何制备培养基达到室温后，尽快使用专门保存的子样本或倾注平板测量其 pH 值。测量前，不应将培养基在室温下放置较长时间（理想的时间不应超过 2 小时），因为 pH 值会随时间发生变化。

　　所有脱水培养基应在分配及灭菌前完全溶解，因为容器底部的任何未溶解粉末在灭菌过程中可能会烧焦和降解。一旦完全溶解，可以将其分配到合适的容器中进行高压灭菌。任何含有琼脂的培养基都应在分配前达到沸点。未溶解的琼脂呈颗粒状，很快就会在悬浮液中发生沉淀。因此，除非培养基通过煮沸溶解，否则不可能将正确量的琼脂分配到容器中。或者，含有琼脂的粉末可直接分配到容器中，并在高压灭菌之前彻底悬浮。在高压灭菌过程中，琼脂会沉淀到容器底部，而当它溶解时，容器底部的琼脂浓度将远远高于表面或表面附近的浓度（详见图 17-1 中白色沉淀部分）。以这种方式进行高压灭菌的培养基瓶应仔细混合，以便在高压灭菌后和培养基仍处于熔融状态时分配琼脂。

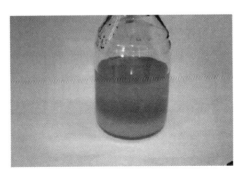

图 17-1　一瓶底部出现琼脂浓缩（白色层）的培养基（彩图请见附录 C）

准备灭菌的培养基瓶必须保证有足够的顶部空间，以最大限度降低灭菌过程中瓶内压力的累积或培养基因剧烈沸腾而溢出导致损失的风险。足够的顶部空间也利于培养基冷却和分配时的充分混合。应在管理程序中对装瓶和灭菌进行详细描述，以确保培养基制备和质量控制的一致性。培养基的量最好不应超过瓶子容积的三分之二，例如在 500 mL 瓶中，培养基不超过 300 mL。在单个瓶中或烧瓶中进行灭菌时，例如规格为 1 L 的瓶子或烧瓶，培养基的最大体积不应超过 500 mL，因为在高压灭菌周期中，较大体积的培养基需要更长的时间才能预热，并且可能在一个周期内都无法达到正确的温度。如果增加灭菌温度或保温时间，一些培养基成分可能会变性。高压灭菌器和培养基制备器的灭菌周期应根据灭菌的培养基体积进行验证，以确保达到正确的灭菌条件。

17.4　利用培养基制备器制备培养基

培养基制备器的具体操作取决于所购买的型号，但通常需要在灭菌室添加部分蒸馏水或去离子水，以及正确质量的脱水培养基，然后加入剩余的水以达到所需的最终体积。这有助于粉末充分混合，并避免结块。含有去离子水的喷雾器有助于湿润任何可能飘散的粉末，也有助于湿润密封件以确保其封闭性能良好。单个灭菌周期中制备培养基的体积因培养基制备器不同而有所差异。

17.5　水

培养基制备用水的质量至关重要。不得使用自来水，因为它可能含有较高浓度的离子，如钙离子或磷酸根离子，从而导致培养基中出现混浊或沉淀。除此之外，自来水中可能存在来自管道材料（例如铜）的微量有毒金属，或者水中可能含有大量的氯（消毒剂），这些物质都会抑制微生物的生长。适用于培养基的纯水可通过蒸馏、去离子或反渗透工艺来生产。无论采用哪种工艺或组合工艺，水都应具有以下特性：

（1）不应含有有毒金属或氯。

（2）应具有非常低的电导率，最好应小于 $10\,\mu S/cm$。

（3）通过检测 22 ℃ 条件下的菌落总数（heterotrophic plate count，HPC），其微生物数量应非常低。理想情况下应小于 1 000 cfu[①]/mL，且不应超过 10 000 cfu/mL。

纯水应储存在由玻璃或聚乙烯等惰性材料制成的容器中。应定期检查纯水，以确保水质稳定，如水质不符合上述标准，则应进行调查，以确定和纠正问题。例如，如果 HPC 超过 10 000 cfu/mL，则应考虑排空容器并在重新加注前进行彻底清洗。有关微生物培养基中水质的更多信息请参考 BS EN ISO 11133[20]。

17.6　培养基的灭菌

培养基应在制备后 2 小时内进行灭菌，通常采用高压灭菌。因为如果将未灭菌的培养基放置在温暖的地方超过 2 小时就可以导致微生物的生长，并可能导致培养基的性质发生改变。在使用大部分培养基之前，应将足够的制备好的培养基保存在适当的专门容器中，以检查其最终 pH 值，并确定其生长和选择性特征。一旦制备了一批培养基，在高压灭菌之前，应为该培养基分配一个批号，该批号可用于质量控制和分析试验记录。

做好灭菌的准备后，应松开培养基容器的盖子、塞子或螺旋盖，例如螺旋盖要松动四分之一圈，然后才能将其装进高压灭菌器或蒸锅中。这样可以防止在灭菌过程中容器内部发生危险的增压，否则在移动容器时可能导致液体发生暴沸，可能导致爆炸和/或过热液体的剧烈溢出。

培养基一般采用 115 ℃ 下高压灭菌 10 分钟（如 MLSB），或在 121 ℃ 下高压灭菌 15 分钟（如营养琼脂）。在少数情况下，例如 MEA，培养基具有高度选择性，将培养基煮沸足以溶解琼脂。应遵守制造商的说明。重要的是，要注意培养基在灭菌过程中不要过热，因为这可能会导致营养物质、选择性物质或补充剂成分的破坏。不应对培养基进行多次高压灭菌，高压灭菌也不能用

---

① cfu 指菌落形成单位（colony forming unit），是根据固体培养基上形成的菌落数量测定样品中活菌浓度的单位。

于熔化培养基。在培养基制备器中使用等效的灭菌周期，但在这种情况下，培养基将在灭菌过程中混合。

灭菌完成后，应尽快从高压灭菌器中取出灭菌培养基，但在处理培养基时应小心，因为一旦从高压灭菌器中取出，培养基可能会过热并发生暴沸。这时，应拧紧容器的盖子，小心混合含有琼脂的培养基，并允许其凝固。或者，一旦冷却，培养基可分配到培养皿或培养管中使用。部分培养皿或培养管应进行质量控制检测，以证明培养基满足日常使用要求（见 17.6 节）。

在培养基制备器中完成灭菌后，仪器将进入冷却阶段，并迅速将内容物温度降至 50 ℃ 左右，然后培养基制备器将在分配阶段保持该温度。在此阶段，添加剂或补充剂可通过加注口无菌添加。此时进行添加是为了确保不耐热补充剂不会失效。由于机器仍继续混合，这也确保了成品培养基的均匀性。通常通过在整体蠕动泵上安装干净的无菌分配管来分配成品培养基。如果怀疑污染，应提供备用的袋装无菌管组。使用箔纸等对连接器和分配喷嘴进行包裹，这样可以在安装到泵机或堆垛模块时，防止污染。

分配培养基时，分配管必须提前装满培养基，然后进行校准，以提供每个培养皿、培养瓶或培养管所需的体积。一旦分配完成后，可允许其留在堆垛转盘上，直至固化，然后应按照 17.8 节所述的方式迅速移除并储存。

瓶装的固体培养基和液体培养基可恢复受压力的生物体。室温下（理想情况下不超过 25 ℃）于暗处进行储存。只要可行，应对其进行质量控制检测，并且只有在检测表明培养基性能满意时才能使用。应为每批培养基分配一个储存期，以指示培养基可以储存的最长期限。该期限应在方法中说明，并通过实验室适当的检测进行确认，以确定培养基的保质期。含有琼脂的培养基可以在沸水浴、常压蒸汽或在低功率（如 300 W）微波炉中加热融化。无论采用哪种方式，都应确保琼脂完全融化。

17.7　培养皿

培养皿可由玻璃或透明塑料制成，直径从 50 mm 到 90 mm 不等。通常，50～60 mm 的培养皿用于滤膜法，90 mm 培养皿用于菌落计数、继代培养和细菌确认。玻璃培养皿每次使用后经过灭菌、洗涤和再灭菌后可重复使用。塑料培养皿通常为 10 个/批次或 20 个/批次,且具有无菌包装,他们为一次性使用,需进行高压灭菌后丢弃。塑料培养皿有不通风、单通风口和多通风口三种类型,通风口在盖子下面。当需要空气或气体循环以创造微需氧或厌氧环境时,应使用有多个通风口的培养皿。

17.8　无菌培养基的冷却、储存和分配

含有琼脂的熔融培养基应冷却至约 50 ℃,例如在培养箱或水浴中,然后再分配到培养皿或无菌管中。不应在高于 50 ℃ 的温度分配培养基,因为这可能导致在冷却和随后的储存期间培养皿中过度凝结。在分配培养基之前,可以添加无菌补充剂。培养基温度不应长时间保持在 50 ℃,否则可能会损害其营养或选择性。培养基应在平的、经清洁和消毒的操作台上进行分配。

应将 20～25 mL 培养基倒入 90 mm 的培养皿中,或将大约 10 mL 的培养基倒入 50～60 mm 的培养皿中,使其最小深度为 3 mm,但不应超过 7 mm。较小体积的培养基可能会导致在储存或培养过程中干燥。倾倒后,培养基应存放至凝固,然后倒置培养皿,并在(5±3)℃[17]保存,防止培养基过度干燥。每个培养皿都应标有培养基信息,例如用 NA 代表营养琼脂(nutrient agar)、批号和保质期。如果储存在密闭容器中,则该容器可贴上相同信息的标签。当培养皿中的培养基出现过度脱水迹象,如变薄、颜色加深或脱落时,应将其丢弃。谨慎的做法是确保培养基的制备工作是有计划的,以确保有足够的供应,并将丢弃未使用培养基的需要保持在最低限度。

培养基倾倒并冷却后,最好不要把新制备好的培养基长时间地放在工作台上。它们不应暴露在阳光下,放置时间也不应超过 2 小时。阳光的照射会使培养基产生超氧自由基,如过氧化物和其他有毒物质,这些物质可能会抑制某些细菌的生长。准备好培养基后,应尽快将其转移到黑暗的环境中。应及时丢弃有明显污染或变质迹象的培养基。

如果需要小体积(如 9 mL)的稀释液(如林格溶液)来稀释样品,理想情况下,应在稀释剂灭菌后将所需体积采用无菌方式分配到无菌容器中。含有营养成分的稀释液,例如最大修复稀释液(MRD),应立即使用。尽管可以储存

在(5±3)℃的温度下,但因为存在污染物增长以及变质的风险,因此应尽快使用。在某些情况下,实验室最好在灭菌之前分配一定量的稀释液,例如,对于含有营养成分的稀释液,如不能立即使用,这种方式可以尽可能地减少潜在的污染。

高压灭菌前将稀释液分配到容器中可能会导致其在灭菌过程中发生变化,使得容器中稀释液的浓度和体积变得不准确。这也将影响后续连续稀释10倍操作的准确性。因此,当在灭菌前分配稀释液时,以及使用其进行稀释之前,必须验证体积是否正确。除此之外,需要采用一致的灭菌条件,例如高压灭菌器的负荷大小和分布。必须建立一种方法,保证高压灭菌前分配的稀释液经灭菌并冷却后的体积是正确的。使用前,应对每一批制备的稀释液进行验证,以证明稀释液体积在可接受的公差范围内是正确的。验证结果应与批次制备记录一起保存。

在(5±3)℃温度下储存的培养皿中的培养基应在使用前进行干燥。这可以通过在室温(不超过25℃)下放置2小时来实现,或者可以将培养皿放置在37℃的培养箱中30分钟,以促进干燥,但应小心控制,以防止发生污染和过度干燥。在培养皿中倾倒和随后冷却培养基的过程中,凝固的琼脂表面通常会留下一层薄薄的水膜。未干燥的琼脂培养基进行培养可能会导致细菌在琼脂表面蔓延生长。当存在一层水膜时,使用无通风的培养皿和存在迁移细菌都是引起琼脂表面细菌蔓延生长的特殊因素,这可能导致琼脂上没有分离菌落(见图17-2),使得后续无法对单个菌落进行继代培养以及获得纯菌落。这可能意味着,在获得纯菌落的单个菌落之前,可能需要对样品进行两次继代培养。这将延迟报告结果。当大量的培养皿进行干燥时,可能需要延长干燥时间,或向干燥室中加入少量的干燥剂(如指示硅胶)以吸附多余的水分。

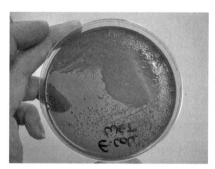

图17-2 在麦康凯(MacConkey)琼脂上因培养基未能烘干而出现菌落在琼脂表面蔓延(彩图请见附录C)

17.9　通过膜过滤法对溶液进行灭菌

　　抗生素溶液、生长补充剂和一些糖溶液可能对热敏感,并且通过高压灭菌会发生变性。这些补充剂可作为无菌溶液或冻干粉的形式从制造商处购买,实验室可能也需要自己制备相关的补充剂。溶液通常通过 $0.2\,\mu m$ 的膜过滤器进行过滤灭菌。小体积的溶液最好通过无菌注射器式过滤器进行过滤。可连接至注射器上的一次性无菌微量过滤器如图 17‑3 所示。无菌注射器中装入溶液,然后溶液被推过过滤器,并收集在无菌容器中。对于小于 100 mL 的溶液而言,注射器式过滤器是理想的解决方案。以这种方式灭菌的溶液可以无菌分配到适当体积的无菌容器中,并在$(5\pm3)\,℃$、$(-20\pm5)\,℃$ 或更低温度的环境中储存(如果适当的话)。

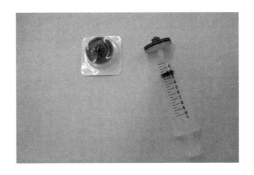

图 17‑3　注射器式过滤器(彩图请见附录 C)

　　对于体积较大的溶液,可在高压灭菌器中对传统膜过滤设备和真空瓶进行灭菌。设备冷却后,可将 $0.2\,\mu m$ 无菌滤膜放置在过滤器中,并将烧瓶与真空泵相连接。将待灭菌的溶液倒入过滤漏斗中,并开启真空设备。然后,将无菌溶液分配到合适的容器中储存。已安装好滤膜的一次性塑料无菌过滤装置(见图 17‑4)可以从制造商处购买。

　　与高压灭菌培养基一样,应为每个过滤溶液提供一个批号和一个小份样品,以检查无菌性、抗生素溶液的选择性、生长补充剂的适当生长以及糖和其他鉴定试剂(如尿素溶液)的适当生化反应。

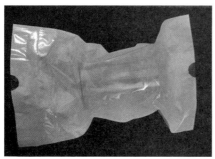
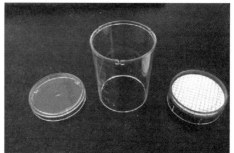
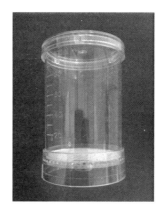

图 17‑4　一次性塑料过滤装置（彩图请见附录 C）

17.10　培养基质量控制

　　用于分析水和相关物质的微生物培养基旨在恢复受压力的生物体。因此，质量控制对于确保培养基中没有可能对其性质产生不利影响的抑制物质以及培养基的选择性能够支持目标微生物生长非常重要。制备的所有批次的培养基都应进行质量控制，并保存这些记录。对于某些选择性培养基，还应对新批次的粉状培养基和配料进行检查，特别是当从不同的供应商购买培养基或配料时，例如 MLGA 或 MEA。其目的是通过将新批次培养基性能特性与"在用"批次进行比较，在将其引入常规使用之前，证明其质量的连续性。应保存该检测的记录。在可行的情况下，新制备培养基只有被证明符合相关要求后才能投入使用。

每批制备的培养基应具有唯一的可识别标识,例如通过批号。对于需要在灭菌后添加补充剂的复杂培养基,可能需要将每瓶培养基作为单独批次处理。应记录培养基批次的所有组成产品的批号,例如,如果使用商售培养基,则应包括制造商的批号。如果培养基是由不同成分制备而成,则制备好的成分也应具有唯一的批号,并在用于制备完整的培养基时记录在批次记录中。制备好培养基后,应贴上批号和有效期的标签。应提供所有需要高压灭菌的培养基的详细信息,并应将这些信息与任何时间周期检查的结果一起记录,例如高压灭菌器温度表。这些记录中还应包括每个制备阶段相关工作人员的签名,以便提供适当的审计线索,以证明制备培养基的程序是正确的。

17.10.1　pH 值检查

培养基制备完成后,应对每批培养基的 pH 值进行检查。培养基 pH 值应在方法规定的公差范围内,通常为 ±0.2。如果培养基超出规定的 pH 范围,则应将其丢弃。灭菌后,不应再对培养基 pH 值进行调整,因为这样存在引入微生物污染的风险。这种影响可能不会立即显现,但在储存期间可能会变得非常明显。

17.10.2　微生物检测

对于分配到培养皿中的琼脂培养基,应选取具有代表性数量的培养皿进行检查,以确保制备的培养基符合要求。对于液体培养基,应以无菌方式将其分配到适当的容器中,并采用相同方式进行检查。培养基应在适当的温度和时间下培养,以证明其无菌性,以及证明培养基能够支持目标生物的生长而对非目标生物具有选择性。除此之外,在适当的情况下,质量控制检查应记录目标生物是否显示出典型特征。

1) 标准菌株的购买和储存

用于质量控制的标准菌株可从公认的菌种保藏机构中获得,例如国家标准菌种库(National Collection of Type Cultures,NCTC)或者英国工业与海洋菌种保藏中心(National Collection of Industrial and Marine Bacteria,NCIMB)。标准菌株可作为冻干悬浮液在密封安瓿中提供,或以 Lenticules®、Vitroid™、片剂或其他类似产品形式提供。对于每种类型的标准菌株,可以通过将其添加到无菌肉汤中使细菌重新悬浮来进行复苏。其中一些也可以直接在固体培养基上进行复苏。应认真遵守供应商的说明。悬浮液可以接种在含有合适营养琼脂的培养皿上,然后在适当温度下培养。标准菌株只进行一次传代培养[20]。由此产生的菌株可作为标准储备菌株并通过以下几种方法保存下来,然后根据需要制备所需的工作菌株。

(1)可以将细菌悬浮在含有适当培养基的安瓿中,然后进行冷冻干燥。应准备大量安瓿,以便在随后的几年内能够制备新的工作菌株。制备工作菌株时,应打开一个安瓿,然后将其接种到合适的营养培养基中。

(2)按照制造商的说明可以将细菌悬浮并接种到含有商用珠子(bead)的小瓶中。可以从一种标准菌株制备多个小瓶。这些产品应贴上标签,然后按照制造商的建议,在低于 - 20 ℃的温度下储存。制备工作菌株时,应从冷库中取出一个小瓶,然后用无菌镊子或接种环迅速取出一颗珠子,并接种到营养培养基上。然后应尽快将小瓶放回冷库。

(3)可在液氮中储存标准储备菌株。或者也可以使用 - 150 ℃的超低温冰箱。标准储备菌株需悬浮在含有低温保护剂的培养基中,然后浸入液氮中或储存在超低温冰箱中。制备工作菌株时应取出一支安瓿,平衡温度到室温,然后再将其接种到合适的营养培养基上。

无论用哪种方法来储存标准储备菌株,在储存后都需要对保存的菌株进行纯度检查,并确保它们保持所选择的表型特征,例如,大肠埃希氏菌需保持在 37 ℃和 44 ℃温度下发酵乳糖的能力。

已知含有目标生物体的环境样本也可用于质量控制,特别是在日常和调查性环境监测期间。环境样本对分离程序提出了更大的挑战,因为它们不仅包含目标微生物,还包含相互竞争的生物体。使用环境样本的一个缺点是环境细菌的存在和数量是未知的,这可能会导致质量控制结果不可接受,因为有时无法分离出目标微生物。实验室可能希望在常规或调查性水质监测期间添加从以前的环境样本中分离出的细菌菌株。这些菌株可能表现出不寻常的表型特征,可用作质量控制或培训方案的一部分。这些分离菌株可以按照上述标准储备菌株的方法进行储存。

2)性能测试

可以通过多种方式进行培养基的性能测试。具体细节见 BS EN ISO

11133[20]中的内容。

（1）定性方法性能测试旨在证明特定生物体是否能在特定培养基上生长。该方法并不能用于对给定的细菌悬浮液或环境样本中生长的生物体进行计数。实验室可在从制造商处购买的即用培养基上进行定性性能测试，前提是该制造商能够提供无菌、适合微生物生长的培养基，并且具有选择性（如需要）。评分系统可能有助于证明哪些地方没有生长，哪些地方生长较弱，或哪些地方生长良好。例如，得分为 0 表示无生长，1 表示微弱生长，2 表示生长良好（见图 17 - 5）。

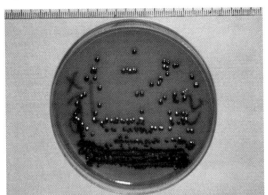

图 17 - 5　定性微生物生长实例——木糖赖氨酸脱氧胆酸盐（XLD）琼脂上的沙门菌（评分为2 分）（彩图请见附录 C）

（2）半定量方法性能测试可以对培养基上微生物的生长质量进行鉴别，此方法主要通过对悬浮液采用条纹法和稀释法进行数值计算来实现。半定量性能测试可用于评价液体培养基中微生物的生长情况。例如，将一个含有琼脂的培养皿平均分成四个区域，然后用 $1\mu L$ 接种环对每个区域分别接种，每个区域需连续画 4 条线，无须重新蘸取肉汤或燃烧接种环，这将产生 16 条潜在的生长线。一条线上出现微生物生长，则得分为 1 分；如果每条线都出现微生物生长，则得分为最高分　　16 分。为了证明微生物在培养基中的生长是令人满意的，可以确定最低分数，例如，16 条线中需有 8 条出现微生物生长才能认为培养基是令人满意的（见图 17 - 6 和图 17 - 7）。滤膜法月桂基硫酸盐肉汤（MLSB）是一个典型的例子，该肉汤在 37℃下培养 18 小时，然后接种到合适的营养琼脂上。生长测试的得分应大于 8 分，无菌检查的得分应是 0

分。这种类型的质量控制非常适用于液体培养基和非选择性培养基。

（3）定量方法性能测试所使用已知细胞数的细菌悬浮液,采用涂布平板法(见图 17-8)或膜过滤法(见图 17-9)确定培养基上形成的菌落数量。实验室可以使用商业制备的细菌悬浮液,或者使用保存在冰箱中的肉汤培养物来提供定性、半定量和定量的细菌悬浮液。

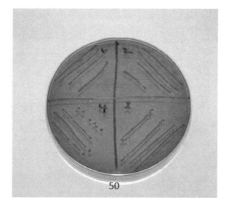

图 17-6 微生物生长的半定量性能测试示例——麦康凯(MacConkey)琼脂上的大肠埃希氏菌(评分为 16 分)(彩图请见附录 C)

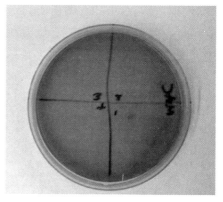

图 17-7 微生物生长的半定量性能测试示例——麦康凯(MacConkey)琼脂上的大肠埃希氏菌(评分为 2 分)(彩图请见附录 C)

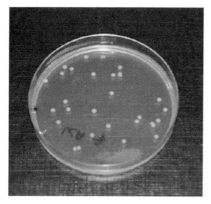

图 17-8 定量性能测试示例——在营养琼脂上生长并能够直接计数的大肠埃希氏菌(彩图请见附录 C)

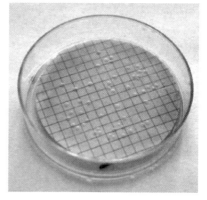

图 17-9 通过膜滤法进行定量性能测试(彩图请见附录 C)

定量质量控制使用固定数量的生物体对培养基进行测试,在一段时间内,可以设置接受或拒绝培养基的限值。培养基应能够回收 50% 的目标生物体,而非目标生物体则不会生长,这样的培养基才认为可接受。或者,也可以制备含有限值的控制图,如果超出限值,则该批次培养基或常规检测不被接受。

为了对不同批次的培养基或滤膜进行有效比较,所使用的定量的悬浮液必须具有合理且稳定的数量。对于商售的悬浮液,应按照制造商的说明使用。作为一种替代方案,在某些应用中,肉汤培养物也可提供适用于定量质量控制的悬浮液,但其制备方法必须有专门的文件记录,并且有适当的性能数据支持它们的使用。

工作菌株,即将标准储备菌株接种到肉汤后,在相同条件下培养固定的时间得到的菌株。工作菌株应在给定的稀释度下,具有相同数量的可计数生物体。在培养期结束时,生物体将进入稳定期。如果在(5±3)℃的温度下短时间储存,例如一个周末,应确保所有细胞都处于生长曲线的稳定期。如果数量稳定,这种悬浮液就可用于培养基的半定量和定量质量控制。初步实验表明,肉汤培养物是一种可接受的替代方法,同时,也可用它建立质量控制图,以证明培养基质量控制的可接受性。

建议采用下列质量控制程序:

(1) 选择性肉汤和琼脂培养基应进行定量性能测试,可以通过接种商售质控菌株或经适当稀释的肉汤培养物[储存在(5±3)℃的温度下]进行实验测定。假设选择性培养基上的计数在非选择性培养基上的计数的规定目标范围内,例如50%,或由实验室确定,那么该培养基视为合格。如果选择性培养基的计数少于50%,则应丢弃该培养基。类似地,对于目标微生物的复苏,例如由于 Lenticules® 或 Vitroid™ 不同批次间可能存在性能差异,在使用时,应基于制造商的数据和以前的经验来设置,理想情况下应至少为50%。或者,在 BS EN ISO 11133[20]中描述的生产率(productivity ratio, PR)可能比回收率更合适。在某些情况下,例如用于军团菌的选择性平板(GVPC)等选择性培养基,对测试批次与先前验证的批次进行比较,PR 必须≥0.7(或70%回收率)。除此之外,还应规定 PR 或回收率可接受的上限。

(2) 营养培养基无须验证定量回收率。然而,对于营养琼脂,可以按照上述方法进行半定量评估。营养肉汤也可以按照上述方式通过接种目标生物和使用半定量的方法评估微生物的生长。

17.11　额外的培养基和试剂

饮用水、娱乐和环境用水以及污泥微生物检测中涉及大量广泛使用的培养基和试剂,此节内容对这些培养基和试剂进行描述,以供参考。当使用商售的完全培养基时,通常不需要对 pH 值进行调整。由不同成分配制培养基时,需将 pH 值调整到略高于所需的最终 pH 值,以补偿在高压灭菌过程中发生的变化。除非另有规定,任何测量值的允许误差范围均为规定值的 ±5%[17]。

1) 营养肉汤

牛肉膏 1 g

酵母提取物 2 g

蛋白胨 5 g

氯化钠 5 g

水 1 L

将成分溶于水中,调节 pH 值,使无菌培养基的 pH 值为 7.4±0.2。然后分配到合适的容器中,并在(121±3)℃下高压灭菌 15 分钟。无菌培养基可保存一个月。装有培养基的试管或通用容器可在(5±3)℃下储存长达一个月。

2) 营养琼脂

牛肉膏 1 g

酵母提取物 2 g

蛋白胨 5 g

氯化钠 5 g

琼脂 15 g

水 1 L

将成分溶于水中,调节 pH 值,使无菌培养基的 pH 值为 7.4±0.2,并在(121±3)℃下高压灭菌 15 分钟。无菌培养基可保存一个月。或者,让溶液冷却,然后分配在培养皿中,并使其凝固。含有琼脂培养基的培养皿可以在(5±3)℃的温度下保存长达一个月,需注意防止脱水。

3) 麦康凯琼脂

蛋白胨 20 g

乳糖 10 g

胆盐 5 g

氯化钠 5 g

中性红 0.075 g

琼脂 15 g

水 1 L

将成分溶于水中,调节 pH 值,使无菌培养基的 pH 值为 7.4±0.2,并在 (121±3)℃下高压灭菌 15 分钟。无菌培养基可保存一个月。或者,让溶液冷却,然后分配在培养皿中,并使其凝固。含有琼脂培养基的培养皿可以在 (5±3)℃的温度下保存长达一个月,需注意防止脱水。

4) 血琼脂

牛肉膏 10 g

蛋白胨 10 g

氯化钠 5 g

琼脂 15 g

脱纤维马血或羊血 50～100 mL

水 1 L

将成分溶于水中,调节 pH 值,使无菌培养基的 pH 值为 7.3±0.2,并在 (121±3)℃下高压灭菌 15 分钟。无菌培养基可保存一个月。或者,让溶液冷却到 45～50℃,并添加回温到室温的马血。小心混合,避免出现气泡,然后分配在培养皿中,并使其凝固。含有琼脂培养基的培养皿可以在 (5±3)℃下保存长达一个月,注意防止脱水。

注意:①不含血液的基础培养基称为血琼脂基础培养基,可作为营养琼脂的替代品用于细菌的一般培养。哥伦比亚琼脂培养基也可用作血琼脂的基础培养基。②如果血琼脂平板是"分层的",溶血可能更容易看到。在每个培养皿中倒入一层薄薄的血琼脂基础培养基,并使其凝固。然后将第二层薄层血琼脂倒在基底上。

5）脑心浸液肉汤

牛脑浸出物 12.5 g

牛心浸粉 5 g

蛋白胨 10 g

葡萄糖 2 g

氯化钠 5 g

磷酸氢二钠 2.5 g

水 1 L

将成分溶于水中,调节 pH 值,使无菌培养基的 pH 值为 7.4±0.2。然后分配到合适的容器中,并在(121±3)℃下高压灭菌 15 分钟。无菌培养基可保存一个月。装有培养基的试管或通用容器可在(5±3)℃温度下保存长达一个月,需注意防止脱水。

注意:可通过添加 15 g/L 的琼脂使培养基固化。

6）四分之一浓度的林格溶液

氯化钠 2.25 g

氯化钾 0.105 g

六水氯化钙 0.12 g

碳酸氢钠 0.05 g

水 1 L

将成分溶于水中,调节 pH 值,使无菌溶液的 pH 值为 7.0±0.2。然后分配到合适的容器中,并在(121±3)℃下高压灭菌 15 分钟。无菌溶液可在室温黑暗的环境下保存三个月。有关连续稀释溶液的分配和分配溶液的储存指南请参阅 17.8 节。

7）最大恢复稀释液

蛋白胨 1 g

氯化钠 8.5 g

水 1 L

将成分溶于水中,调节 pH 值,使无菌溶液的 pH 值为 7.0±0.2。然后分配到合适的容器中,并在(121±3)℃下高压灭菌 15 分钟。无菌溶液可在室温黑暗的环境下保存三个月。有关连续稀释溶液的分配和分配溶液的储存指南请参阅 17.8 节。一旦打开,应丢弃任何未使用的稀释液,因为它能够支持微生物生长。

8)生理盐水

氯化钠 8.5 g

水 1 L

将成分溶于水中,调节 pH 值,使无菌溶液的 pH 值为 7.0±0.2。然后分配到合适的容器中,并在(121±3)℃下高压灭菌 15 分钟。无菌溶液可保存三个月。有关连续稀释溶液的分配和分配溶液的储存指南请参阅 17.8 节。玻片凝集实验或制备革兰氏染色涂片所需的生理盐水无须无菌。

9)氧化酶试剂

N,N,N′,N′-四甲基对苯二胺盐酸盐 0.1 g

水 10 mL

将成分溶于水中并立即使用。干粉可以存放在合适的容器中,在(5±3)℃的温度下可存放一个月。试剂现配现用,当它颜色变成紫色时应及时丢弃。

10)过氧化氢酶试剂

过氧化氢 30% w/v 1 mL

水 9 mL

将成分混合并立即使用。试剂(3% w/v)需每天新鲜制备,使用后丢弃。过氧化氢溶液应在(5±3)℃的温度下储存。

注意:过氧化氢溶液是一种强氧化剂,操作时应采取适当的预防措施。

17.12　革兰氏染色

革兰氏染色(Grams' stain)作为一种传统且广泛使用的分析方法,根据显微镜观察的染色特性将细菌分为两种:革兰氏阳性菌和革兰氏阴性菌。革兰氏阳性细菌具有一层厚厚的肽聚糖外壳,作为细胞壁结构的一部分,当暴露于染色剂时,它会被永久地染成蓝色或紫色。革兰氏阴性细菌的细胞壁由一层较薄的肽聚糖及较高含量类脂组成,当使用脱色剂时,该肽聚糖层无法保留被染的颜色。

　　在进行显微镜玻片观察时,革兰氏阴性细菌可通过使用红色/粉色复染液进行染色而可见。根据显微镜下的形态,细菌通常进一步分为杆状(芽孢杆菌)或圆形(球菌)。

　　革兰氏染色的方法有很多,下面给出的详细信息基于修正的 Hucker 方法,仅作为示例提供。革兰氏染色过程通常是手动进行的,但是出于健康和安全的原因以及一致性的考虑,染色过程可能是自动化的,特别是在需要制备大量玻片的情况。除了下面列出的试剂外,还需要玻璃载玻片、移液管、接种环、镊子以及本生灯(Bunsen burner)等一般实验室设备。

17.12.1　试剂

　　实验室可使用商售即用的染色试剂,也可以根据标准教科书中的相关指示自行制备,例如考恩(Cowan)和斯蒂尔(Steel)的《医疗细菌鉴定手册》(*Manual for the Identification of Medical Bacteria*)。

　　需要的试剂如下:

　　(1) 无菌蒸馏水;

　　(2) 结晶紫染色液(1% m/v 溶液,可选用甲基紫或龙胆紫),新配制染色剂在使用前应进行过滤;

　　(3) 革兰氏或卢戈氏碘液;

　　(4) 脱色剂,乙醇(96%)或丙酮;

　　(5) 复染液,例如番红(0.5% m/v 溶液);

　　(6) 浸镜油。

17.12.2　玻片的制备

　　在载玻片上标记样本的详细信息,例如使用载玻片的磨砂端(如有)或玻璃记号笔。玻片表面应清洁、干燥。先在载玻片滴一小滴水或生理盐水,然后使用无菌接种环从平板上的单个菌落中取出一部分细菌并转移至液滴中。

　　使用接种环,使细菌在水中或生理盐水中轻轻乳化,避免出现气溶胶。由此产生的涂片应略微混浊且均匀。可以对液滴大小、涂片面积和/或接种量进行调整以达到最佳效果。

　　理想的情况下,应使用新鲜培养物中的菌落,例如在营养琼脂或类似的培养基上生长的菌落,因为较老的培养基可能会导致结果不准确。

固定前,应将载玻片放置在平坦表面(如培养箱架)上进行风干。为了固定涂片,应用镊子夹住玻片,然后将玻片底部小心地通过本生灯一次。

如果涂片未完全干燥,则可能需要再次通过本生灯进行进一步的干燥,但应避免过度加热,因为这可能会损坏微生物的细胞结构。

这样做的目的是在载玻片涂片中形成一层细菌,其密度足以可视化,但稀疏程度足以显示其特征形态。固定的载玻片应在染色前彻底冷却。

17.12.3　染色程序

染色过程应在靠近水槽或废物处置区的区域进行,并必须佩戴手套。在染色过程中,应使用经过校准的计时器监控时间段。染色程序如下:

(1) 在玻片上滴加结晶紫染液,静置 30～60 秒。

(2) 倒出结晶紫并用自来水轻轻冲洗。应避免流量过大或冲洗时间过长,因为这可能会破坏染色效果。在某些情况下,最好跳过水冲洗,而直接用革兰氏或卢戈氏碘溶液冲洗。

(3) 用革兰氏或卢戈氏碘溶液冲洗残留水,然后用碘溶液对玻片进行染色,静置 30～60 秒。

(4) 在自来水下对玻片进行短暂冲洗。

(5) 将玻片在水槽上方保持一定的角度,用几滴脱色剂对其进行小心脱色。让脱色剂顺着玻片表面流下来,洗去染色液。脱色速度非常快,溶液不应残留在玻片上。

(6) 立即用自来水轻轻清洗玻片,必须清洗彻底,以去除残留的脱色剂。

(7) 用复染剂染色静置 30～60 秒。

(8) 用流动的自来水轻轻冲洗。

(9) 将玻片上的水排干,并轻轻地吸干,或垂直风干。

使用明场照明以及 100 倍油浸物镜,在显微镜下对玻片进行检查。

17.12.4　质量控制

对于商售染色液,应根据制造商的说明进行储存和使用,不得超过规定的有效期。

每次进行革兰氏染色时,实验室都要对所用试剂进行检查,以确保获得正确的染色特征。例如,实验室在每批革兰氏染色时,可以对大肠埃希氏菌(革兰氏阴性杆菌)和金黄色葡萄球菌(革兰氏阳性球菌)的玻片进行染色,其染色情况如图 17-10 和图 17-11 所示。同时,应对质量控制的细节进行记录。

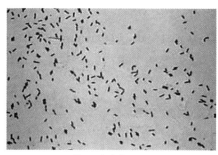 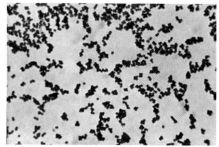

图 17-10　革兰氏染色后的大肠埃希氏菌(革兰氏阴性杆菌)(彩图请见附录 C)

图 17-11　革兰氏染色后的金黄色葡萄球菌(革兰氏阳性球菌)(彩图请见附录 C)

17.13　通过 MALDI-TOF 法进行微生物鉴定

在微生物分析方面,MALDI-TOF(基质辅助激光解吸电离飞行时间质谱)作为一种诊断质谱(mass spectrometer,MS)技术,可用于对样本培养的菌落进行快速细菌鉴定。它越来越多地与其他实验室程序结合使用,以帮助鉴定细菌,目前经常作为一种替代的验证技术[21]。

对分离菌进行培养以获得单菌落,使用保护基质将单菌落固定在靶板上。然后在 MALDI-TOF 仪器上进行分析,该仪器用激光轰击固定的菌落,"气化"它并释放蛋白质分子,以使其带电。带电分子通过 MS 管被推进探测器,所产生的每个蛋白质分子的质量影响其沿 MS 管的"飞行时间"。然后利用测量的"飞行时间",通过仪器软件分析样品中蛋白质分子的组成,并表示为图谱或光谱。然后,使用专有软件,使用算法将图谱与光谱数据库进行匹配。软件根据与数据库中的配置文件的匹配情况来确定该生物体的身份。这些仪器的制造商使用不同的软件平台,使用具有自己微生物鉴定标准的专有算法和数据库。

　　仪器分析后,通常给出一个分数,表示识别的置信水平。通常,可以用较低的置信度来实现物种水平的鉴定。这项技术的一个优点是,通过传统生化分型方法表现非典型的菌株可以通过 MALDI－TOF 进行识别,从而提供了更大的识别范围,尤其是随着数据库的不断扩展。

　　与任何新技术一样,应对其性能进行验证,并在实验室检测过程中遇到的变量范围内(如样品基质和生长培养基)对其性能进行评估,以确定对实现鉴定的任何不利影响。关于适当验证的指导详见 20.4 节和 20.5 节,关于该技术的详细信息和实验室中的应用和验证详见其他文件[22]。

第 18 章

分析技术

实验室使用的所有分析方法应具备适当的文件。这类文件应加以控制，例如发行编号、发行日期、分页和限制的文件流通范围。如果方法进行了修订，应保存原始方法，以备将来参考。应将所有方法的正本保存在安全的地方，并向实验室发放指定的副本。此类副本无须包含所有方法，可以只包括某一特定分析部分（如饮用水或环境微生物学部分）的方法。

分析方法的文件应包括该方法可以检测的微生物的详细描述、培养基的制备、检测程序以及可能需要的任何确认实验。实验室中使用的每种方法应保存在参考文件中，供所有员工使用。实验室应记录制备待测微生物悬浮液的细节（用于性能验证和确认），以及如何进行验证和验证实验的操作细节。这些方法应包括可作为阳性和阴性对照的参考微生物信息，此类参考微生物可用于检测程序和验证实验，以及培养基和日常操作的质量控制。

随着新方法的开发，原有的方法将被取代。因此，正确验证新方法，并对照旧方法对其性能进行评估非常重要。只有在证明新的方法等同于或优于旧方法后，才应采用新方法。新方法的检测程序应完整记录，并记录和保存所有验证和确认数据。第 20 章详细介绍了如何对新方法的性能进行验证和确认。

18.1　标准操作规程

应在标准操作规程中详细说明实验室方法，其中应包括方法范围、所需设备、培养基和试剂的制备、完整的分析程序以及结果的计算和报告。一些实验室可能会选择将培养基和试剂的制备分开，并有一套单独的书面操作程序。下文给出了标准操作规程的适当格式，本系列和相关系列中发表的分析方法均采用此格式。

（1）引言。就方法检测的微生物进行简要讨论，此外，还概述其对饮用水、环境水或污水污泥在水质、指示意义、致病性以及发生率方面的重要性。

（2）范围。给出可分析的样品基质的详细信息[23]，例如水或污水污泥的类型。

（3）定义。微生物的定义与描述的方法有关。

（4）原理。给出了该方法的简要细节。

（5）限制。给出了该方法不适用的情况的简要细节。

（6）健康与安全。注明了 COSHH[8] 的相关信息和与实验方法相关的特殊危害。

（7）设备。特定于该方法设备和特殊仪器的详细信息。标准设备要求（和性能标准）的参考在本部分第 16 章进行了详细描述。

（8）培养基和试剂。给出了该方法中使用的所有试剂和培养基的详细信息，包括它们的制备和储存说明，以及在适当情况下，是否有配套商业配方和试剂盒。

（9）分析程序。详细说明了需要执行的程序，通常包括以下内容：

① 样品制备。有关体积或质量、分析前的特殊储存条件及预处理或稀释制剂的指南。

② 样品处理。详细说明该技术［例如滤膜法、最可能数（most probable number，MPN）法、预富集等］，包括培养条件。

③ 结果读取。如何读取结果和记录的详细信息（包括菌落计数、生化测试等）。

④ 确认实验。确认实验中使用的任何生化、血清学或其他检测的详细信息。

（10）计算。提供计算结果所需程序的详细信息。

（11）结果报告。提供相关结果报告的术语和单位的信息。

（12）质量保证。描述了有关培养基、试剂和参考微生物规格，以及方法特定的质量控制要求。

（13）参考文献。与该方法相关的技术参考文献。

18.2 指示微生物和其他微生物的分离和计数方法

在水微生物学中，通常使用两种主要的微生物分离和计数方法，即滤膜法和多管最可能数（MPN）技术。这两种方法的培养基和培养条件因所检测的微生物而异。在实践中，对于大多数清洁环境水的常规检测滤膜法使用最为广泛，因为它操作简单且可应用于多种微生物。然而对于高度混浊的样品，例如一些废水和半固体或固体样品，MPN 方法可能是一种更合适的技术。除了这两种技术之外，一些分析是通过直接培养（例如倾注平板法或涂布平板法）进行的，饮用水中的菌落总数平皿计数法就是一个例子。污水污泥中的大肠埃希氏菌分析也可采用直接培养法。

18.2.1 样品准备

提交给实验室的样品体积或质量应确保足以进行所有常规检查。任何不需要的多余样品都可以储存在冰箱中，直到完成初步检查，然后，可以丢弃该样品。如果需要，并且该样品在采样后 24 小时内且妥善储存的情况下，则可在发生意外高计数或可能的事故时进行额外或重复检测。对储存超过 24 小时的样品进行额外或重复检测所获得的计数结果，应谨慎使用并附加注释，或不予报告，因为它们可能与储存前获得的原始样品的结果没有可比性。

为便于水样混合，样品瓶中应留有空气空间。将样品瓶快速翻转数次以确保水样充分混合。如果需要 10 倍稀释的水或污水污泥样品，可以在此阶段制备。四分之一浓度林格溶液或最大恢复稀释液的无菌溶液（见 17.11.6 节和 17.11.7 节）适用于制备稀释液。可将已知体积的无菌稀释液（如 90 mL 或 9 mL）分装入无菌稀释瓶或试管中，或者也可使用螺旋盖瓶中预灭菌的一定体积的稀释液。然而，在这种情况下，应认识到一些瓶子在灭菌或储存时可能会损失稀释液。因此，应检查容积并丢弃任何显示出明显体积错误迹象的瓶子。

一只手握住瓶子，另一只手取下塞子或盖子并拿在手上，然后将一体积的样品转移到九体积的稀释液中来稀释原始样品。重新盖上瓶盖,注意不可接触瓶盖内部或瓶口。每次需使用新的无菌移液管,根据需要重复该过程以确保准备好正确的稀释范围。进行下一次稀释之前需仔细并彻底混合已配制的稀释液。移液管公差见 16.20 节,每种稀释液应准备足够多的量以便进行所有检测。

对于需要稀释的环境样品,应使用至少两种稀释倍数。如果之前未对样品进行过检测,并且微生物浓度未知,则需要三次稀释。

18.2.2　多管最可能数(MPN)技术

在多管技术中,将已知体积的样品或稀释样品添加到一系列含有液体鉴别培养基的试管中。假设在培养时,试管培养基中每个(或多个)目标微生物都能生长,并在培养基中产生特征性变化。如果一些试管没有出现特征性生长(即结果是阴性),而一些试管出现特征性生长(即结果是阳性),那么样本中微生物的最可能数(most probable number,MPN)可以从概率表中估算出来。计数通常表示为每 100 mL 样品的微生物的最可能数。通过在适当的培养基上进行确认实验,可以确认阳性结果是否由目标微生物生长所致。市面上有一些 MPN 系统,其基础是将样品添加到反应袋中,反应袋在密封后分成50 个或更多个孔。与传统多管法相比,可用于接种的孔数更多,从而可以在更宽的 MPN 范围内获得更准确的 MPN 估计。

多管法特别适用于污泥和含沉积物的水的检测。

18.2.3　滤膜法

滤膜法通过通常由纤维素基或类似纤维组成的滤膜过滤已知体积的样品或稀释样品。滤膜的孔径可将目标微生物截留在滤膜表面,然后将其面朝上放置在鉴别培养基上,从而对检测的微生物进行选择。选择性培养基可以是琼脂培养基或肉汤培养基吸收垫。经过规定时间的培养后,假定的被滤膜截留的目标微生物将形成具有特征形态和颜色的菌落。非目标微生物的生长通常受到抑制,但如果他们存在,可以通过菌落特征很容易地加以区分。然后计算目标微生物的菌落数,需考虑对水样进行稀释,水样结果通常表示为每 100 mL 样品中假定目标微生物的数量。然后,可以通过对所有或具有代表性数量的假定菌落进行传代培养来确认最终计数。

过滤装置包括支撑多孔盘的底座。过滤漏斗(可能带有刻度)可以通过夹子、螺纹或磁铁等固定到底座上。过滤设备连接到真空泵。检测大量样品时可使用多个过滤装置。应定期对过滤设备进行灭菌,例如分析不同批次之间或怀疑有污染时。可根据需要对备用漏斗进行消毒,例如在两个样品之间,将漏斗浸入沸腾的蒸馏水中1分钟。消毒后的漏斗应放置在支架中,并在使用前冷却。或者也可以使用一个新的预先灭菌的漏斗。如果检测孢子形成菌(如产气荚膜梭菌)时,将漏斗浸入沸水中的消毒可能是不够的。污染和未污染的样品应使用不同的过滤设备,或者先处理未污染的样品,再处理污染样品。对于娱乐用水、污水污泥以及类似污染样品,应首先过滤稀释度最高的样品,然后按照系列稀释度从大到小依次过滤。

通常直径为 47 mm、标称孔径为 0.45 μm 的滤膜能截留水中常见的大多数细菌。然而对于弯曲杆菌、军团菌和一些环境细菌(如弧菌),则需要孔径为 0.2 μm 的滤膜。使用带有网格标记的滤膜有助于对菌落进行计数。如果需要过滤大容量样品(如 500 mL 河水),标准的 47 mm 直径的滤膜可能会发生堵塞,此时可能需要大容量过滤装置。直径为 90 mm 或 142 mm 且孔隙率合适的滤膜可安装在不锈钢过滤装置中,采用合适的泵使样品通过滤膜。

需定期检查滤膜是否适合待测的目标微生物。滤膜的质量很重要,滤膜不可含有抑制细菌生长的有毒物质。使用带有网格标记的滤膜时,网格标记不能抑制或刺激细菌生长。滤膜在使用前应预先灭菌,不得重复使用。滤膜具有保质期,使用时不应超过有效期。

与肉汤培养基一起使用的吸收垫的直径应与滤膜相同,厚度约为 1 mm。吸收垫应由优质纸纤维制成,具有均匀的吸收性,且不含任何可能抑制细菌生长的有毒物质。如果吸收垫具有合适的质量,则无须灭菌。使用前,应对每批吸收垫进行验证。如果需要,可以使用预先灭菌的吸收垫,或者可以在121℃下高压灭菌20分钟对吸收垫进行灭菌,可将吸收垫放入容器中,或用防水纸或金属箔包裹。

18.2.4　滤膜法的优点和局限性

与多管 MPN 技术相比,滤膜法的关键优势在于可以快速获得结果。例如,假定的总大肠菌群和大肠埃希氏菌在培养 18 小时后便可获得计数以及用于确认实验结果的单个菌落。此外,与传统 MPN 技术相比,滤膜法在劳动力和所需的培养基以及玻璃器皿数量方面也有相当大的节省。除此之外,多管技术中某些培养基可能发生的假阳性反应不太可能发生在滤膜法中。

　　然而,滤膜法不适用于高浊度的水,在这种情况下,在过滤足够的水之前,滤膜可能会堵塞,而且滤膜上累积的沉积物可能会抑制待测微生物的生长。当检测娱乐用水和污泥的稀释样品时,类似的原则也适用。虽然高稀释度样品可能过滤良好,但低稀释度样品可能含有大量颗粒物质。当检测的水体中含有少量目标微生物,同时含有大量也能在培养基上生长的非目标微生物时,滤膜法可能不适用。

18.2.5　替代确认技术

　　本系列中的个别检测方法描述了目标微生物的确认要求。传统上,确认方法基于选择性和/或非选择性液体培养基或固体培养基的继代培养、染色和玻片检查(如革兰氏染色)以及生化实验或血清学分析。

　　新技术,例如基质辅助激光解吸电离飞行时间质谱(MALDI‐TOF)(见 17.13 节)越来越广泛地应用在实验室中,并已证明能有效地替代传统方法。与所有新方法一样,使用新方法的实验室应该能够证明该方法的应用以及说明其准确性。

18.3　统计考虑因素

　　微生物结果的统计分析必须从清楚了解获取数据所用的方法和采样的背景开始。这需要对影响结果准确度的各个方面进行评估。以下内容主要考虑影响水样准确度的因素,其他基质(如污水污泥和环境沉积物)可能需要考虑其他方面,例如,分析前可能需要考虑在固体或半固体基质中如何实现微生物分布均匀(有效均质化)。

18.3.1　准确度

　　在本节中,准确度是随机误差和系统误差的组合,以表征测定结果与真实值的可能偏差。

　　微生物结果的准确度是一个重要问题,如果不了解这一点,就无法解释结果,实验室需要经验和理解才能评估结果的可靠性。准确度的基本定义是测量结果与"真实"结果的一致程度。

　　每个样品产生的结果在一定程度上是定量的,可能是一种存在/不存在(定性)测试,其中发现 0 个或很多个微生物,或者,这是一个定量测试,结果是一个数字。后者是一个数值结果,可以是检测到的微生物计数(如通过菌落生长),也可以是来自子样品的一系列存在/不存在(定性)结果得出的最可能数(MPN)。

　　本章考虑了(定量)数值结果的准确度,尽管许多原则也与存在/不存在(定性)结果相关。

　　有几个方面会有助于或影响检测结果的准确度:

　　(1)采集样品时提出的问题包含准确度的形式(例如该水源含有多少大肠埃希氏菌)。水源中微生物数量的变化可能非常大,检测的准确度取决于采样方案。

　　(2)样品中的目标微生物从采集到处理期间的存活率(无增殖)会影响准确度,即样品或样品中微生物的稳定性。

　　(3)样品处理方法具有固有的准确度。

　　(4)如果检测程序不适用于整个样品,那么通过检测原始样品的一个子样品,以及通过确认实验检测到的菌落子样品,这些都可能影响准确度。

　　(5)整个检测程序的应用和报告中存在不准确之处,例如该方法应用的准确度,设备和材料的质量以及分析员的专业知识,这些都会造成影响。正如将要讨论的,这些不准确的因素相当于其他学科(如化学检测)中测量的不确定度。

　　1)结果代表水源的准确度如何

　　对单个样品的检测仅表明在特定时间的集水区或供水的特定位置采集的样品中相关微生物的计数。样品采集的位置应仔细选择,确保样品具有采样区域的典型特征。然而,对于微生物指标,采集的水、沉积物、污泥的实际体积与相邻体积的水、沉积物或污泥可能不具有相同的特征。实际上,与所讨论的水源体积相比,实验室中仅检测了非常少量的水。通常,无法从单个样品中估计水体中微生物数量的置信区间（confidence interval，CI），需多个样品才能估计其范围（如 95%CI）。在假设每个样本的结果都是准确的前提下，置信区间可用来描述水源中可能存在的微生物范围，关于结果本身准确度的置信区间将在后面讨论。唯一一个样品可以给出这种估计的情况是，微生物是随机分布的，这种情况下，适当的数学模型是泊松分布，其具有单个统计参数，即平均值 μ，与方差具有相同的值。然而，目前没有证据表明，微生物曾随机分布在水系统、自然环境或污水污泥的任何部分。

未经处理的水中的微生物指标可能存在巨大差异[24]。对于处理过的水，污染可能是间歇性的，微生物可能以团聚体的形式存在，通常在颗粒物上，而不是均匀或随机分布。因此，来自同一采样点的样品，即使在时间非常接近的情况下，细菌数量也会有巨大差异[25]。细菌分布的特征可能会随时间的推移而变化，因此，在不同时间采集的一系列单个样品不能用于估计任一时刻水源细菌数量的置信区间，它们应该用来指示一段时间内细菌数量的变化趋势。

2）样品的收集、运输和储存如何影响结果准确度

这些因素在很大程度上超出了本文件的范围，但规范采集样品、确保运输中和实验室中进行适当的储存将最大限度地减少对样品中微生物数量的影响。关于微生物样品采集、运输和储存的指南在本系列的其他文件[26-27]给出，应通过选择良好的程序、提高员工的专业知识和适当的质量保证检查，最大限度地提高准确度。

3）所选方法的准确度

经处理的饮用水样品中不应含有指示微生物。通过本系列中所述的方法，可以检测到水样中非常少量的指示微生物，并可准确计数。然而，未经处理的水、沉积物和污水污泥中可能含有中等或较高数量的细菌。在这些情况下，应考虑计数的准确度。

实验方法的总偏差和准确度应通过初步验证[28]并且对比使用参考方法获得的结果来确定。对于饮用水，第 20 章描述了进行此类对比的详细方案以及示例，类似的方法可以应用于其他基质。

所选方法的任何偏差或变化都会影响所有结果，但这是一个隐藏的因素。重要的是，作为 AQC 程序的一部分，必须不断审查方法的充分性（参见

第 19 章)。

(1) 滤膜法的准确度。如果对水样进行过滤并对滤膜进行培养,然后对滤膜上的每个相关菌落进行计数,并对每个菌落进行确认实验,那么假定和确认的计数就做到了尽可能准确。此外,如下面内容所述,可能存在与方法无关的影响准确度的因素,这些包括样品稀释、选择菌落进行确认和测量中的不确定度。

(2) 多管(或 MPN)法的准确度。多管法从原始样品中取出一系列子样品,进行检测后确定哪个子样品中存在目标微生物,再使用基于概率定律的数学公式来估计所检查的体积中存在的微生物的最可能数(MPN),然后外推至整个样品[29-31]。置信区间与估计的 MPN 的准确度相关,并且反映了可能引起观察到的阳性和阴性管组合的其他“计数”。稀释法估计细菌数量所涉及的各种数学方法和原理已经过审查[31-32],并编制了表格以提供更多信息[33-34]。然而,在实践中很少使用表的完整范围[35-36](如最可能范围可能被误解为置信界限)。

现在,广泛使用的计算机程序能够准确量化与每个稀释系列相关的计数概率[37-39]。虽然最新的 MPN 计算结果与之前公布的值几乎没有差异,但这些新计算突出了两个问题:之前公布的置信区间的可变性;对于中高等细菌数量仅有 11 个或 15 个管的多管法无法给出明确的 MPN。新的计算有一个最可能范围(most probable range,MPR)计数,所有这些几乎都可能与 MPN 一样准确。如果稀释系列中有一定比例的阴性管,则使用大量管的方法可获得更准确的 MPN。

所有计算均基于水中存在的微生物是均匀或随机分布的假设,因此样品彻底混合非常重要。尽管多管法对于检测少量指示微生物非常敏感,除非检查大量的管子,否则 MPN 不是一个精确值。最近开发的多孔 MPN 技术(multi-well MPN techniques)能更好地实现这一点,结果之间的差异应谨慎解释。

4) 如果仅检测原始样品的一部分,对准确度的影响如何

实验室的检测结果实际是关于样品中目标微生物数量的估计值。由于方法要求和/或因为样品需要稀释,通常只检测样品的一小部分。选择的方法,无论是滤膜法、平皿计数还是多管法,都将使用规定体积的水。在抽取

所需体积之前,样品需要在实验室中彻底混合。混合的目的是使样品中的微生物随机分布,从而使检测的每 100 mL(或分析使用的任何体积)中的数量尽可能接近整个样品中每 100 mL 的平均数量。图 20 – 1 所示为随机分布的示例。

理论上,当仅对样品的特定部分进行检测时,可以对整个原始样品中可能存在的目标微生物数量进行统计估计,统计估计将会给出这方面不准确度的特定 95% 置信区间,但通常不会使用此类方式。但可以接受的是,通过良好的技术,结果将尽可能具有代表性。如果样品需要稀释,则这会减少所检测样品的比例,并试图说明未稀释部分中的可能数量[40]。表 18 – 1 给出了一些参考示例。这些示例的背景在下面三段中进行描述,说明了微生物数量固有的随机变化带来的潜在不确定度。

通常情况下,采取每 100 mL 样品中的微生物数量来报告目标微生物的计数结果。对于未稀释的水,滤膜法检测 100 mL 样品,MPN 技术检测 105 mL 样品,例如 11 管法中采用 1×50 mL, 5×10 mL 和 5×1 mL。

如样品需要稀释(多管法固有的任何额外稀释),例如稀释 10 倍,那么仅需检测 10 mL(或 10.5 mL)原始样品,然后将获得的计数乘以适当的稀释倍数,每 100 mL 得出的计数将是 100 mL 样品中包含的微生物数量的估计值。

假设从原始体积 V 中抽取子体积 v 时,微生物是随机分布的,如果在子体积 v 中观察到 x 微生物,则原始体积 V 中的微生物数量可以通过计算得出[40]。

倾注平板法或涂布平板法分析的水中的菌落总数通常为每毫升样品的微生物数量,且制备的任何稀释液都具有类似的效果。由固体或半固体基质(如污水污泥)制备的稀释液将受到类似的影响,并在制备稀释液前会对样品均化的有效程度产生额外的影响。

与环境水、沉积物和污水污泥中细菌数量变化相比,稀释操作引入的变化可能相对较小,因为环境水、沉积物和污水污泥中的细菌数量足够高,需要在检测前对样品进行稀释。在报告结果时不应包含表 18 – 1 所示的置信区间,因为引用这些区间可能会引起误解并被视为是对水源中可能的细菌数量的说明。

表 18-1　子样品中检测到的微生物数量及每 100 mL 估计计数（estimated count，EC）和 95% 置信区间（CI）

在子样品中检测到的微生物数量	10 倍稀释		100 倍稀释	
	EC	CI	EC	CI
10	100	50～180	1 000	480～1 830
50	500	380～650	5 000	3 750～6 640
100	1 000	820～1 200	10 000	8 190～12 200

应对滤膜上存在的假定菌落进行确认实验。当存在多个菌落时，对于选择需要进行确认的菌落数量，可以采用不同的方法。如果目的是估计计数（目标微生物数量），则应考虑当仅检测存在菌落总数的一小部分进行确认时引入的可变性。菌落应随机选择，检测的数量应足以提供可接受的准确度，当假定菌落少于 10 个时，通常需要对滤膜上的所有菌落进行确认实验。然而，这可能不可行且不是必需的，尤其是在使用高度特异性方法，预期高比例的菌落被确认为阳性的情况。选择用于确认的菌落也应代表滤膜上存在菌落的不同形态。

或者，如果目的是证明目标微生物的存在与否，则可以选择不同的方法。一旦对一个菌落进行了检测并确认为阳性，即可证明该微生物的存在。因此，实验室可能会选择检测比目的为估计计数时更少的菌落。然而，如果选择和检测的菌落没有确认为阳性，则在这一阶段还不能假定样品中不含目标微生物。这是因为滤膜上的其他菌落（尚未选择进行确认实验）如果进行实验，可能呈现阳性结果。因此，应检测滤膜上的其他菌落直到至少得到一个阳性结果，或所有菌落都已检测，但未发现阳性。只有当滤膜冷藏不会损害相关微生物的存活和/或识别时，才可按照该顺序检测。

如果对所有假定的菌落进行确认实验，那么当假定计数转换为确认计数时，不会引入进一步的不准确度（除了由于该方法引起的不准确度外）。如果只有部分菌落进行确认实验，则在确认计数中引入了进一步的不准确度。例如，如果滤膜上的所有典型菌落的计数为 N，那么通常的做法是对这些菌落中的一些（但不是全部）菌落进行确认实验，除非 N 很小。如果 n 是检测的菌落数，并且 x 是被确认为目标微生物的菌落数，则确认的菌落计数估计为 xN/n。例如，如果在滤膜上观察到 50 个菌落，随机选择 10 个菌落进行检测，并确认了其中 5 个菌落,那么估计的确认计数将是 $5 \times 50/10 = 25$。对于 25 这个结果,95%CI(仅反映确认计数的不确定度而不是其他不准确度)为 9~41(见表 18-2)。CI 的计算方法如下。

假设"n"菌落是随机选择的,或通过其他程序选择,以确保它们代表"N"菌落的典型子样品。进一步假设所有"N"菌落同样可能来自相关生物群。假设 x 个菌落已经确认,y 是真实计数的条件概率,可用以下公式计算:

$$P(x \mid y) = {}^{y}C_x \cdot {}^{N-y}C_{n-x} / {}^{N}C_n \tag{18-1}$$

通过使用观察到的 x 值及观察 y 所有可能值的概率可以得出确认计数的 95%CI。CI 将超出 y 范围边界的高值和低值,这样它们的累积条件概率总和小于或等于 0.05[38]。表 18-2 给出了一些例子。

表 18-2 95%CI 与确认的菌落比例的变化

观察到的菌落 (假定计数)N	检测的 菌落数 n	确认的菌落数 x	确认计数	95%CI
10	2	0	0	0~7
10	2	1	5	1~9
10	2	2	10	3~10
14	7	5	10	6~12
50	10	5	25	9~41

在可能的情况下,应选择待检测的菌落数,以确保确认计数为整数。如果不是这种情况,确认计数应四舍五入到最接近的整数[例如,如果有 8 个假定的(N)菌落,3 个被检测(n),其中 1 个确认(x),则确认计数为 3]。

对于处理过的水,绝大多数将不产生或产生极少的假定菌落。为了提高准确度,应对尽可能多的菌落进行确认实验。对于未经处理的水、沉积物和污泥,可能值得考虑使用推定计数(MPN 技术)而不是通过确定一些但不是所有的菌落导致引入额外的不确定度。应注意的是,确认最多 10 个菌落的做法仍然可能带来潜在的重大不确定度,特别是如果假定计数很大并且一些菌落未进行确认实验的情况下。应在提高准确度的好处和实验室对大量菌落进行确认实验的能力之间取得平衡。例如,通过可靠的推定计数分析更多样品可能比通过更多确认实验的可靠性低的检测分析较少样品的效果更好。

5) 对选定的部分水样应用方法产生的不确定度(测量的不确定度)

一旦水样被抽取并且使用所选择的计数方法开始处理,则在每个阶段均可能发生随机误差或技术误差,并影响最终结果。这称为测量的不确定度(uncertainty of measurement,UM),其定义如下:一种与测量结果相关的参数,用于表征可以合理赋予被测量的值的离散性[41]。

在具有良好实践的实验室中(如训练有素的工作人员、控制良好的方法、经过校准的设备和全面的质量保证计划),这些误差应降到最低。由于不同重复样品中存在的微生物数量随机变化,即使对重复样品进行了特殊研究,也无法对单个样品的误差进行测量,并且可能难以识别。建议典型的 QC 计划包括足够的重复测试,以便通过检查偏差是否大于 19.2 节所述的随机性。有关 UM 的进一步讨论及其指南见 BS 8496[42]。

6) 实验室样品处理的准确度总结

水中微生物数量的自然随机变化(即使是在充分混合的水中)将是影响准确度的主导因素[24,36],这使得微生物学家(与化学家或物理学家相比)更难以完全描述水的属性,并且更难测量实验室程序引起的不确定度。应采取良好的做法将不确定度降至最低。

如上所述,实验室负责确保正确储存样品,抽取所需检测的部分样品(包括稀释阶段),应用所选方法并报告结果,以上所有阶段都可能引入不准确度。实验室可以进行实验以测量平均值和评估特别选择的样品的特定影响(如稀释过程、培养箱差别、分析员之间的差异等),但这些在较小的实验室中可能并不实用。

所有实验室必须制订全面的质量保证计划,以持续检查储存条件,混合样品和选择子样品的过程。微生物的自然随机变化是影响子样品检测的固有不确定度(因此,这也是一个不可避免的不准确因素)。良好知识和所选方法的正确应用及持续检测能力的验证将有助于最大限度减低任何固有的不准确度。常规样品检测过程的累积误差(随机和系统性)无法常规地测量,但是重复检测的 QC 程序可以帮助检查不确定度是否保持在可接受的水平。

18.3.2　将结果与规定限值进行比较

通常,规定的饮用水微生物限值主要集中于是否存在指示微生物和病原体。因此,关于饮用水,无须解决如何比较实际计数和估计计数的潜在问题。

然而对于一些环境和污水水样,可以将规定的限制设置为简单的合格/不合格标准。实验室有必要了解一种方法的准确度对只根据单个测量结果就判定为合格或不合格的影响。

污泥的分析结果通常基于几个重复实验的平均值,并且方法中的任何偏差都可能对报告的结果产生累积影响,方法性能的一致性对于确保检测持续符合标准非常重要。

18.3.3 报告结果

报告应明确说明调查结果。对于常规样品,无须对样品误差进行进一步说明,但抽样方案的设计应以获得足够水平的信息为目的。如有必要对特殊或不寻常的样品的准确度和精确度进行说明,则应明确区分水源固有的可变性、方法选择和应用的不确定度和误差。

实验室需要了解准确度。BS EN ISO/IEC 17025[2] 规定"检测实验室应具有并应用测量不确定性的估计程序",但这很难应用于水微生物学,因为微生物在水中的分布和状态不一致。BS 8496[42] 提供了在水微生物实验室中如何解释和实施这些要求的实用指南。

各实验室应利用专门研究和/或质量控制结果,在实验室收集准确度的信息,并编制一份说明,根据客户要求提供给用户。

应根据以下标准报告没有检测到目标微生物或检测结果过高无法计数的情况:

(1)未检测到目标微生物。没有检测到相关微生物的水样应报告为"在检测的样品中未发现任何目标微生物"。微生物学术语中没有等同于"检测限"的化学概念,例如"每单位体积小于 1"的表达没有意义。

(2)滤膜过度生长或所有多管均为阳性。这意味着由于预稀释不充分或存在大量非目标微生物,实验分析无法估计真实计数。对于多管方法,通常以适当的单位报告 11 管系列的">180"或 15 管系列的">1 800",但需要知道的一点是真实的计数可能非常高。对于滤膜法和其他方法,应报告为"使用的稀释度计数过高无法估计真实值"。

(3)滤膜或琼脂平板上如果竞争微生物过度生长,使得目标微生物无法计数或计数不确定,因此不能报告结果。如果可用,应从另一个稀释度获得目标微生物的可接受的计数,否则该检测无效。

对于通过滤膜法分析的环境样品,实验室通常将超过计数上限的结果报告为大于值,例如在使用的稀释度下大于100。在某些情况下,如果结果刚好超过限值,则可以估计计数并且在报告此类结果时明确指出这一点。

如果进行了监管或其他指导标准相关的分析,应以立法或指导中规定的单位报告结果。如果在稀释系列或MPN实验中获得结果,应报告最接近的整数。

第 19 章

质量控制

质量控制应在全面质量保证计划的背景下理解和应用,质量保证计划应覆盖获得微生物结果报告的过程的每个要素,一般可定性和定量控制都是此类计划的基本组成部分。它们可在不同阶段应用,以测试分析过程中单个或多个要素的完整性。例如,质量控制可以包括以下几个方面:

（1）证明制备的培养基或试剂的适用性；

（2）使用定量标准物质作为模拟样品；

（3）参与旨在测试整个分析过程的方案,如外部质量评估样本；

（4）系统适用性检查,以验证仪器和设备的性能。

综合的方案需要内部和外部质量控制的结合。

有必要应用适当的内部质量控制来系统地检查过程的每个步骤,这应确保实验室能够分离、准确识别和对样品中的目标微生物进行计数,同时避免样品受到外来微生物的污染。

19.1 内部质量控制

内部质量控制包括将质量控制样品纳入实际样品的分离、计数、识别和确认的程序中。质量控制样品应包含与所寻求的微生物相似的微生物,并且在适当情况下,包含非目标微生物及无菌样品。如果程序运行正常,应能检测到目标微生物,或者如果是非目标微生物和无菌样品,则不会发现目标微生物。内部质量控制程序应针对每批培养的样品，使用的每台培养箱以及（在合理可行的情况下）该批样品所涉及的每名分析员。对照样品可以单独制备，但是在所有其他方面应以与样品相同的方式进行处理，作为相关批次样品的一部分进行分析。这可能需要每天设置几个阳性和阴性对照样品以及空白样品，并使用单独的定量测试方案来检查计数。对于环境样品，由每个分析员每天对样品进行平行双样分析也是合适的。

阳性对照样品包含目标微生物，可以在分离培养基上和确认实验中产生典型菌落或阳性反应。阴性对照样品含有非目标微生物，其不会在分离培养基上和确认实验中产生菌落或阳性反应，或产生非典型菌落。空白对照样品通常是无菌样品，用于测试分析程序的完整性。

对照微生物应尽可能从国家标准菌株保藏中心的第一代冻干培养物中进行制备，或可以使用市售标准物质一般可直接或在再水化程序后作为对照使用。对照微生物也可以来自同行认可的菌株，无论其来源如何，其都应表现出典型的生长模式和生化反应，例如，可以在 BS EN ISO 11133[20]中找到合适的菌株列表。应使用最大恢复稀释液或类似的适当稀释液进行再水化和稀释，以获得合适数量的微生物。选择对照微生物时应小心，因为与真正的野生微生物相比，一些可能已经显示出非典型结果。

如果可能，最好避免并在任何情况下尽量减少所选参考菌株的连续继代培养的次数。其目的是减少引入污染微生物的风险，以及由于一些微生物的生化特征可能在重复培养时发生变化。已知含有相关微生物的天然水也可用作分析对照样品。所有确认程序应包括阳性、阴性和空白对照样品。

19.2　定量内部质量控制

除了阳性、阴性和空白对照样品的定性检查外，还应检查计数程序[43]。原则上可以考虑两种方法，即使用适当的标准物质和使用来自含有已知目标微生物的分割子样品。但是，应该注意的是，从这些方法获得的信息及其应用是不同的。标准物质通常是配制品，可从培养物内部产生或作为商业产品从外部获得，并在合理范围内，具有已知的微生物数量。分割子样品方法可比较从未知计数样品中获得的两个计数，主要测试所执行分析的再现性。

如果使用自动计数仪器,则应根据具有已知认证值的标准物质对其进行检测和校准。

质量控制图或休哈特图(Shewhart charts)广泛用于水质检测行业,用于证明实验室化学程序的统计控制,这种做法也可以应用于证明微生物的统计控制。然而,同一样品的子样品中存在的微生物数量的自然随机变化意味着在子样品分析之间的结果可能会很分散,这种情况也在预期之中。与化学分析相比,微生物检测需要更多样品以检测真正的"失控"情况。即便如此,这种情况可归类为可能失控,而不是绝对失控。因此,如应用于微生物目的,经常使用"指导图(guidance chart)"一词,其中应用响应线而不是行动或警告限值来触发进一步调查或采取适当的补救措施。这种情况下,可以说指导图的应用可作为持续改进的工具,而不是对分析数据的有效性进行严格检查。

商售稳定的定量标准物质的开发,例如 Lenticules® 和 Vitroids™,显著提高了休哈特图的可靠性。与化学不同,微生物计数,特别是在使用选择性培养基时,"真实"值或计数是未知的,供应商提供平均计数和置信限至关重要。使用这些材料的实验室仍然需要亲自比较和验证这些材料的性能。

下面更详细地描述这两种方法的应用。

19.2.1　标准物质

可以使用从一批合适的标准物质中制备的样品常规计数绘制指导图,所述标准物质可以是商业上获得的或内部制备的(见图 19-1)。通常做法是在一段时间内按顺序绘制结果。

如果标准物质不具有经过认证的均值和方差值,则应从适当数量的重复分析中估算这些值。例如,最初可能需要最少 20 个结果(连续 10 天,每天处理两个样本)来构建控制图,并且最少需要 60 个数据点以生成稳健的控制值。然而,这对于微生物分析可能是不够的,可能需要更多的数据集来可靠地确定均值并设定合适的控制限值。这些分析应在确保数值"可控"或假定为"可控"的条件下进行。可以使用确定的值绘制图表,或者可以使用变换的数据(如平方根或对数计数)来构建图表,以使数据更接近于正态分布,然后以适当的间隔在图表上绘制响应线。

适当的响应线可以位于平均值的 ±2 个标准偏差(相当于上、下"警告"限

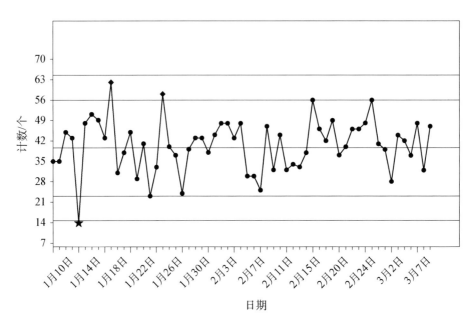

图 19-1 总大肠菌群的休哈特图示例(其中显示了控制和警告限值,超出行动限值显示为星号,警告限值显示为菱形)

值)和平均值的±3个标准偏差(相当于上、下"行动"限值)之间,但应根据经验设定适当的响应线。在某些情况下,例如军团菌 QC,可观察到性能数据的更大可变性,导致更大的标准偏差。在这种情况下,基于回收率的指导图可能更合适。

然后将标准物质与日常样品一起处理,并顺序绘制计数。如果记录的值超出响应线范围,则应在适当时进行记录调查和补救措施。以下导则通常用作采取行动的基础[43]:

(1)一项计数超出动作限值。

(2)均值的同一侧或不同侧的三个连续计数中有两个超过警告限值。

(3)九个连续的计数落在均值的同一侧。

(4)连续六次计数显示出持续上升或下降的趋势。

应定期检查所有图表,以确保正确使用和操作,并至少每年检查一次平均值和限值。

应该注意的是,平均值和方差值的原始估计值可能不完全可靠,需进一步研究,特别是在因超出响应限值而频繁触发行动,并且补救措施无法识别明显原因的情况下。此外,可能需要对标准物质的质量提出质疑。

如果可能,应在事先不了解均值和方差值的情况下进行标准物质的计数。在计数中没有表现出一定程度的计数变化(与随机变化一致)的指导图可能表示操作员偏差。应在使用过程中定期检查每批标准物质的性能,并使用整个数据集,记录观察到的现象、趋势、偏差和获得的经验教训。

19.2.2　分割样品

可使用分割样品来进行计数一致性的质量控制检查[44]。分割样品包括分成 2 个子样品的样品,每个子样品与每批常规样品一起分析,使用时应包括已知含有目标生物的样品。可以将重复的子样本视为单个样本的两半,并且可以将结果绘制在包含适当响应限值的图表上,如图 19-2 所示。

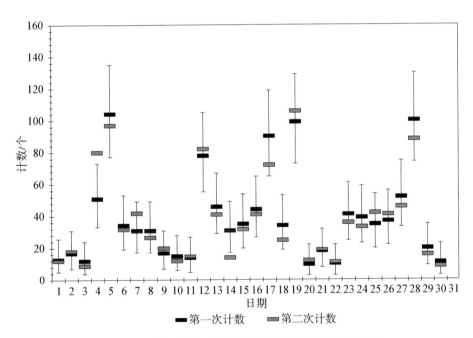

图 19-2　大肠埃希氏菌的典型重复样本结果(四月份)

由于微生物在水中的分布不均匀,分割样品的检查可能导致检测计数发生显著变化。例如,如果第一个子样品报数为 5,则第二个子样品计数的 95% CI 为 0～14。附录 A 给出了第二个子样品计数的 CI(考虑到第一个子样品中观察到的计数)。因此,预计重复子样本将在 5% 的情况下给出 95% CI 以外的计数(即每 20 个样品中一次)。有趣的是,有证据表明,在实践中,由于难以确保质量控制样品与检测样品以相同方式处理,因此在实验室条件下发生超标的频率往往较低,应制订程序以确保将这种形式的偏差降到最低。

如子样品给出 95%CI 之外的计数的情况频繁发生(即大于 5% 的情况),则应在实验室内采用程序处理。第一个子样品的计数以及第二个子样品计数的相应 CI(见附录 A)应记录在控制图上,然后第二个子样品的计数与这些数字一起记录。如果计数超出 CI 的范围,则应记录此事实。如果在一段时间内,第二个子样品的计数超过 CI 范围的概率超过 5%,则应调查以明确原因[44]。

图 19-2 显示了一个月内检查天然河水样品中大肠埃希氏菌的重复样本的情况。请注意,在当月 4 日和 14 日第二次计数超出了第一次计数的 95% 置信区间,该图表明分析程序已得到控制。

或者,可以使用分散指数卡方检验(chi-squared test)[45-46],对成对计数使用更近似的统计方法。对于成对的分割样品,计算分散指数 D 的公式为

$$D^2 = (x_1 - x_2)^2/(x_1 + x_2) \qquad (19-1)$$

为了构建指导图,需要绘制中位数以及 99% 和 95% 置信水平限值,即对应 $p = 0.05$ 和 $p = 0.01$(即分别为 3.841 和 6.635,各有 1 个自由度)。这些值大约相当于 2 倍和 3 倍标准偏差,并作为适当的"响应"限值。分割样品获得的 D^2 的计算值应该均匀地分布在中线的两侧。

定期检查单个 D^2 结果是否超过 3.841 水平(>50%),这是对方法重复性的测量。在较长时间内(例如 10~30 个结果或 2~4 周)对 D^2 总和进行审查,可对再现性进行评估。

使用分割样品进行内部质量控制的实验室应定期进行分析并将结果绘制在指导图上,应将每个子样品作为单独的样品处理,并以常规方式进行分析。子样品应随机放置在培养箱中,当检查不同批次的样品时,应经常更换这些子样品在培养箱的位置。如果可能,应以这样的方式进行计数,以确保子样品不被识别。如果子样品的计数之间的变化显著小于预期,则可能存在操作员偏差。

19.3　外部质量评价

实验室应参与适当的实验室间外部质量评估（external quality assessment，EQA)计划，即对独立外部组织分发的样本进行检查。有许多 EQA 计划提供者可供选择，方案的选择应考虑所分析的样本基质、所需的微生物指标、检测方法的计数范围、所执行的分析频率和范围，例如是否进行验证性实验。

实验室的结果可以与计划组织者的预期结果和其他参与实验室获得的结果进行比较，以对实验室的检测能力进行独立评估。至关重要的是，必须仔细遵循计划组织者提供的指示，并且以与常规样本完全相同的方式处理和分析分发的样品，并在结果超出预期范围时采取适当的措施。

EQA 计划提供商通常提供中期和最终报告以及定期能力评估报告，以帮助参与者评估自己的表现，自我评估对于及时发现不良表现和从参与中获得最大受益至关重要。应注意确保 EQA 计划报告的数据包括参与者使用的不同方法的详细信息，以与所有参与者结果的比较，并且仅与使用特定方法的参与者的结果进行比较，可能产生不同的能力评估结果。

报告通常包括一系列统计数据，这些数据来自参与者提交的数据以及计划提供者自己的预期和自行生成的性能结果。这些可能包括参与者计数的平均值、中位数、最小值、最大值和范围以及对“指定值”或估计真实计数的推导。可采用评分系统。除了对计划报告进行目视检查之外，还可以通过将参与者结果与计划组织者的结果以及所有参与者的平均值或中位数进行绘图来促进自我评估。已经提出了三种样式的绘图，它们应用于一个参数并使用包含该参数的样品的累积结果。虽然三者都使用相同的信息，但它们在视觉上突出了监控的一个稍有不同的方面。

1）折线图

在一个折线图中，样品的时间顺序为 x 轴，计数为 y 轴(见图 19-3 和图 19-4)。一个符号绘制参与者的结果，另一个符号绘制由所有参与者提交的结果计算的中值结果。视觉辅助是将点与线连接起来，尽管严格地说是线，但不代表任何东西，因为在样品的时间之间没有报告“结果”。一个简单的性能评估就是监测中位数一侧的结果趋势是否一致。当两条线纵横交错但很少大幅分开并且平均间距不会随时间增加时,表现令人满意;中位数周围结果的较大变化可能表明分析过程控制不佳。此类图表显示所有可用信息——时间顺序、计数的实际值以及此实验室与中位数之间的差异,内容复杂,很难一目了然,但可以通过其他两种类型的图表的信息来补充。

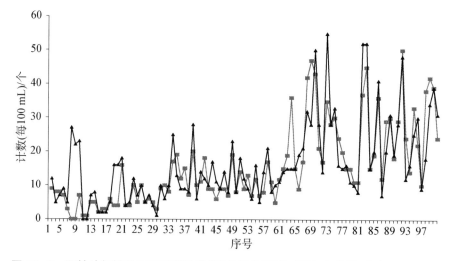

图 19-3　阳性计数样品的实验室计数(黑色三角形)和 EQA 中位数(灰色矩形)折线图

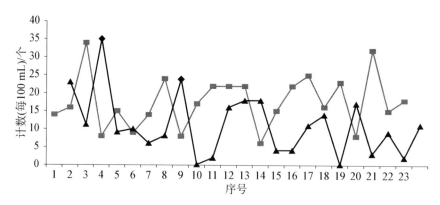

图 19-4　阳性样品的实验室计数(黑色三角形)和 EQA 中位数(灰色矩形)折线图(该图显示与中值计数的显著负偏差)

2) 散点图

中位数(x 轴)与实验室计数(y 轴)的 x-y 散点图如图 19-5 和图 19-6

所示。当散布在对角线附近,且下方与上方大致相似时,表现是令人满意的。尽管必须考虑到分散的幅度将不可避免地增加,但也可以发现模式是否随着更高的中位数变化,随机散射与平均计数成比例(相对于泊松分布)。该图不表示时间顺序,因此不会提供性能发生变化的早期警告。实验室可能会注意到它们在中等或更高的计数下表现良好,但往往在低计数时记录不足。

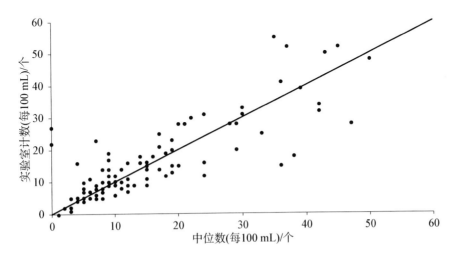

图 19-5 与 EQA 中位数计数相比的实验室计数的 x-y 图,在等效线附近均匀分布值

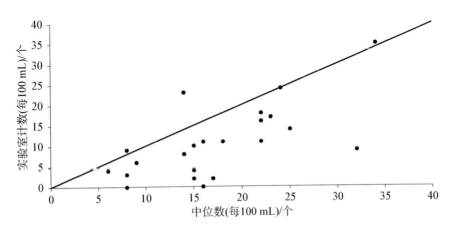

图 19-6 与 EQA 中位数相比的实验室计数的 x-y 图,显示与中位数计数的显著负偏差

3）差异条形图

如图 19－7 和图 19－8 所示，依次绘制实验室计数与 EQA 中位数之差的绝对值。如果涉及高平均计数，则可能适合使用不同的刻度（如平方根或对数），但对于饮用水，实际计数将是最佳的。必须要记住的是，无论真实情况如何，尺度的选择都可以对差异的视觉情况产生重大影响。如果实验室持续发现结果大于或小于平均数字，这些图将给出快速视觉警告（即在中位数的一侧的结果趋势是否一致或显著）。然而，微小的"偏差"可能在微生物学上并不重要，除了常规检查之外，可能不适合进行调查。

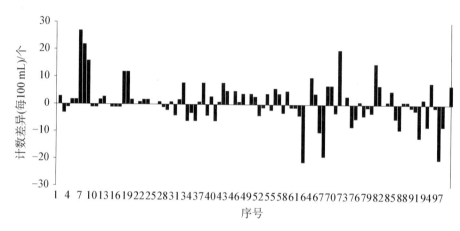

图 19－7　实验室计数与 EQA 中位数差异的典型条形图

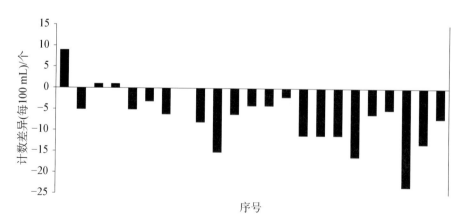

图 19－8　来自实验室的差异条形图与 EQA 中位数计数的条形图相比，显示明显的负偏差

在某些情况下,方案提供者将提供"z"分数,这是化学 EQA 方案常用的一种方法,该方法假设结果在平均值附近呈正态分布,然后基于统计分配分数。应该注意的是,在某些方案中,计数可能接近正态分布,但并非普遍存在。据以前的报道[47],饮用水方案的微生物计数受到自然随机变化的影响,最好通过泊松分布进行描述。在实践中,"z"分数和通过"J"分数[48]测量表现的长期趋势可以提供关于实验室的 EQA 计划表现的有用信息。如使用,应与其他自我评估方法结合使用。

外部质量评估样本的目的是帮助各个实验室评估自身执行分析方法的能力,并纠正可能存在的任何问题,它们不应用于确定一个实验室是否比另一个实验室表现得更好或更差。

第 20 章

微生物培养方法的特征、性能验证和方法比较

对水和相关物质进行细菌学评估的方法应能够达到预期目的,即以足够的精度和准确度检测和/或量化目标微生物或目标微生物群。在某些国家可以根据立法规定饮用水质量评估方法,而在其他国家则没有规定。如果使用替代方法代替法定、监管或实验室认可的方法,它们应具有"同等或更好"的性能。能够达到特定性能的方法由多种来源发布,包括国际标准化组织(ISO)、欧洲标准化委员会(CEN)、各个国家标准组织(如 BSI、DIN、AFNOR)和分析员常务委员会(SCA)发布的方法。这些机构发布的方法可作为参考方法。

然而,证明新方法或替代方法至少与参考方法一样准确是一个复杂的过程。本章描述了方法的特征、实验室性能验证以及与法定、监管或实验室认可方法进行对比评估所涉及的三个步骤。本节以 ISO/TR 13843[28] 和 ISO 17994[49] 中规定的程序为基础,并描述了通过两种或两种以上方法比较已确认目标微生物回收率的方案,该方案最初由英国饮用水监察局制定。类似的考虑也适用于其他基质的方法比较,但对于某些基质的,例如严重污染的水和污泥,可能会遇到额外的挑战。第 20.5.2 – 4 描述了与这些基质相关的方法。

20.1 基本概念和定义

对于考虑采用新方法或替代方法的实验室,在采用新方法进行日常使用

之前,应获得足够的对比数据,以证明两种方法的相对性能。如果可能,其他实验室也可以进行性能比较,然后汇集和检查所有实验室的数据以建立稳定性。

20.1.1　微生物培养方法

当微生物的生长和繁殖是其检测和/或量化的基本特征时,方法被认定为微生物培养方法。

20.1.2　定义

替代方法或实验方法:任何要测试与参考方法等效性的方法[49]。

特征:制定新方法性能规范和/或实验验证方法是否符合理论推导的质量标准[28]。

确认计数:假定计数乘以符合目标生物体定义的确认比例的数量。

误差:统计变化包括方法的自然变化和不确定度。

扩展不确定度:定义测量结果的一个区间量,这个区间可以合理地包含被测量的值的大部分分布[49]。

线性:信号对分析物浓度的线性关系[28]。在方法性能评估中,这是指方法在其工作范围内保持比例响应的能力。

被测变量:测量的特定数量[28]。

过度离散:超过泊松分布所示的变化。

泊松分布:采取完全混合的悬浮液[28]时粒子数的完全随机分布,在微生物之间没有吸引力或排斥力。

精度:在规定条件下获得的独立检测结果之间的接近程度[28]。

假定计数:在初始检测培养基中或产生典型目标微生物体反应的微生物数量。

参考方法:分析给定的一组或多种微生物的规定分析方法[49],例如 ISO 或 SCA 发布的方法。

相对偏差:在相对(自然对数)尺度上测量的两个结果(a 和 b)之间的差异,以百分比表示,即 $x = (\ln a - \ln b) \times 100\%$[49]。这基本上与 $x = [2(a-b)/(a+b)] \times 100\%$[49] 相同,直到计数差异变得大于 3 倍。

　　重复性：在相同测量条件下，相同被测物连续测量结果之间的一致性[28]。例如，这可以通过一名分析员使用相同的试剂、材料和方法从充分混合的样品中获得的子样品的重复计数计算。

　　再现性：在变化测量条件下对同一被测物进行的测量结果一致性[28]。例如，这可以通过从充分混合的样品的子样品重复计数来计算，该子样品由多个分析员或实验室使用不同的试剂，但方法相同。

　　稳定性：分析方法对程序中微小变化的不敏感性[28]。例如，不同实验室使用该方法不应改变该方法的灵敏度。

　　标准不确定性：以标准偏差表示的测量结果的不确定性[28,49]。

　　平均分布：低于泊松分布预期的变化。

　　验证：通过实验证明已建立的方法可根据用户手中的规范运行[28]。

20.2　方法特征

　　水微生物学中使用的许多方法都没有确切的性能特征，有些是在 50 多年前开发出来的（如用于培养大肠埃希氏菌的滤膜法——十二烷基硫酸盐肉汤和用于肠球菌的 MEA）。它们是已被国内外广泛使用，同时也已被许多国家纳入标准方法。然而许多方法最初是在对科学出版物的数据审核及有限的实验室评估后采用的。对需要进行认证的实验室，必须遵守 BS EN ISO/IEC 17025[2]关于方法性能的特征、方法的验证和确认的要求。对于水中微生物学方法，ISO/TR 13843[28]中提供了关于方法验证的指导，其将（初级）验证定义为"探索性过程，旨在确定新的、修改的或其他特征不充分的方法的操作限制和性能特征"。这也适用于仅改变部分方法（如"验证"步骤）时的情况。该标准描述用于推导数值和方法的描述性规范所需的信息。

　　任何特征的一个关键组成部分是该方法对目标微生物体的明确描述。因此必须了解方法的分析基础（如通过乳糖发酵或 β-半乳糖苷酶的产生来检测大肠菌群），以便在比较新方法和已有方法时发现差异，可以对其进行解释。

　　方法的特征表述应提供规范的方法性能信息，不仅包含目标微生物的回收率和计数结果，还包括方法的分析要求（如培养温度和时间、培养基制备和储存条件、样品储存或预处理）。关键信息将涉及回收率、相对回收率（相对参考培养基或非选择性培养基)、方法的再现性和可重复性以及菌落计数、工作计数的上限和下限、线性、选择性和特异性(假阳性和假阴性)、计数不确定度(方法和分析)和精度的一般估计。此外,应提供有关培养基和设备质量控制的建议和要求。作业指导书应为实验室提供结构化程序,以协助该方法的应用,从而产生有效结果。由于这些数据将用于对新方法或修改方法性能的初步评估,因此强烈建议选择具有微生物检测经验的分析人员开展这项工作。

虽然根据 ISO/TR 13843[28]对于已经广泛使用数十年的方法进行性能参数测试是不合理的,但是为了替换它们而开发的新方法应进行充分验证。开发该方法的研究团队或制造商负责生成适当的特征化数据,实验室考虑进行性能验证和实验室采用前,向商业供应商索取此类信息。详情可参照 ISO/TR 13843[28]。

在验证新方法的性能之前,实验室要先熟悉该方法,并进行一些工作来验证开发商或供应商提供的特征数据。这可能是一个有局限性的评估,通常是验证目标和非目标微生物的识别,以及确认假阳性和假阴性结果,这样的调查可以使用经过挑选的对于方法具有挑战的目标和非目标菌株以及自然样本。这可作为性能验证过程的一部分进行。

20.2.1 目标和非目标微生物的鉴定

微生物方法应设计应能检测和/或识别特定类型的微生物,即目标微生物。样本中可能存在的所有其他微生物,即非目标微生物,都应为"未检测到",或如果存在,要易于区分,也就是说不能干涉目标微生物的检测或识别。非目标生物通常被描述为竞争性或背景菌群,该方法应提供对这些非目标生物的足够抑制,以防止其过度生长和阻碍目标微生物的生长。目标微生物的定义应考虑当前对微生物学的理解,并且在比较两种不同方法时,应足以确保目标生物和非目标微生物之间的区别。

目标微生物和非目标微生物的鉴定可以通过采用该方法检测目标微生物的标准菌株和非目标微生物的选择菌株来实现,这些菌株通常出现在使用该方法分析的样本类型中。接下来应对天然样本进行分析,并选择目标菌落和非目标菌落进行鉴定,以确认特异性。

20.2.2　假阳性和假阴性结果

如果非目标微生物被错误地识别为目标微生物体,就会获得假阳性结果。另外,当目标微生物没有被正确识别时,就会得到假阴性结果。请注意假阳性结果或假阴性结果可以是单个菌落的结果,也可以是一个样本的最终结果。目标微生物和非目标微生物的性质和浓度在从特定地点采集的样本之间,特别是取自不同地点的样本之间,往往有很大差异。其结果是,针对特定类型的样本评估的方法不一定具有普遍适用性。

20.2.3　国际或规定的方法

作为实现标准化分析方法的手段,一些方法已在国际标准中加以描述,或作为法律要求加以规定。如果清楚且明确地描述了这些方法,那么就消除了方法间的差异。但这并不意味着国际标准或规定的方法适用于所有情况和样本。实验室负责评估方法的性能,特别是当使用同一方法分析不同类型的样本时。方法性能的时间变化与微生物菌群的可变特性有关,这也应作为质量保证方案的一部分进行评估。

20.3　性能验证

实验室方法性能验证是确定性能参数过程的简化版本,它的目的是回答一个基本问题:这种新方法在我的实验室中是否符合规范? 在 ISO/TR 13843[28]中关于验证的指导是有限的,简单地说,应该使用大量的天然样本作为分离样本或重复计数的重复稀释系列,进行分析以验证预期的计数性能。使用适当的少量定量标准物质的样本用于确认目标菌落和非目标菌落的形态和颜色或反应颜色。这也使分析人员能够熟悉新方法,而不会出现与天然样本相关的任何干扰问题。一旦分析人员熟练,就可以对适合实验室的天然样品进行分析。需要记住的是,这些样品通常含有处于某种应激状态的目标微生物和非目标微生物,并且可能会减少代谢。与使用纯培养参考生物相比,这可能导致不同的外观或反应。此外,这些样品中的物种或菌株可能与进行最初验证工作的实验室或制造商遇到的物种或菌株不同。因此,可能会遇到非典型生长或实验室特有反应。没有关于应分析以验证性能的天然样品数量的建议,但至少 30 个是一个合理的数量,需涵盖实验室通常分析的水类型或基质范围。如果结果不明确,可分析更多的样品。实验室应分析每种水类型或基质的多个样品,因为样品来源的单个结果可能无法真实反映该水类型的方法执行情况,这可能会增加需要分析的总数。此外,如果实验室当前使用的方法通常遇到的细菌类型受到季节变化的影响,则可能适合在一段时间内进行验证,以将该变化来源考虑在内。

应在预期应用的全部计数范围内进行验证。如果该方法旨在用于存在/不存在(定性)检测以及少量微生物的计数时,则需要特别注意这些方面(见 20.3.1 节和 20.7 节)。

必须确认通过该方法分离出的目标微生物的特征,ISO/TR 13483[28] 建议应分离 100 个假定阳性并验证其特征(使用适当的生化或血清学方案)。还应对一些非目标假定菌株(如 50 个)进行鉴定,以检查假阴性率。

需要验证方法性能的情况包括以下几种:

(1) 新实验室或之前未分析过目标微生物的实验室采用参考或法定方法或之前验证的方法(如通过与公布的性能数据进行比较)。

(2) 当经过验证和证实的方法从一个实验室转移到另一个实验室时(如通过与先前的性能数据比较)。

(3) 当实验室希望采用一种经过验证的方法来替代当前使用的方法时。

新方法经验证成功后,实验室可以采用该方法。然而,如果新方法要取代实验室已经使用的方法或法定方法,则应根据当前或法定方法评估新方法,并同时生成性能数据进行验证,这样做的一个主要好处是可以生成数据,可用于向用户解释为什么改变方法(如更高的回收率或特异性/选择性等),任何额外的好处(如快速分析)和任何可能会对他们未来的样本结果产生潜在影响。

实验室中使用的方法有任何重大变化时(如实施新的确认程序),也应该采用这种方法。

对饮用水进行的许多检测最初都是存在/不存在的结果。然而,在大多数常规情况下,例如指示微生物计数,一旦出现计数就变得非常重要。因此,指示微生物的滤膜法需要在检测低数量的细菌时表现良好。进行此类实验的实验室必须了解其方法的性能和局限性,尤其当样品中存在的数量可能处于其恢复或检测能力的边界时。类似的说明适用于水和相关物质中的其他基质,其中存在/不存在检测的结果或低计数的结果将有重要影响。

在这方面使用的术语一直并将继续改变和受到争议。例如,已经指出(见 18.3.3 节),在化学中广泛使用的"检测限(limit of detection)"的概念,在微生物学中没有等同的概念。然而,该术语和类似术语例如测定确实出现在认证文件[4]中,并且预计它们会被纳入相关的修订 ISO 标准中。根据实验室的经验,要求使用这些术语来提供性能验证的证据。18.3 节描述了有关计数准确性的统计考虑,并在 20.4 节比较方法的背景下描述了水中细菌分散的特征。20.7 节专门讨论了在目标生物数量较少的情况下的方法比较。

本节的目的是确保实验室了解其低计数方法的性能。同时,为可能用于满足此类要求的适当方法和一致性提供一些建议。所有关于在低计数下检测或恢复的能力的说明都应该认识到从特定的"实验室培养"推断"真实样本环境"的任何限制。由于检测材料、环境样品或实验室培养的环境以及检测环境的选择,微生物可能在许多方面发生变化。根据细胞完整性、生理状态、营养状态和样品内的分散情况等,它们的行为会有所不同。

认证指南[4]目前包括确认定性、存在/不存在检测之间差异的方法验证要求、强调检测目标微生物(检测限)和定量检测的能力。对于定量检测,重点在于计数的可靠性水平(定量限值),这两种情况下,实验室都应考虑基质效应。目前,给出以下定义:

(1)"检测限"应用于定性微生物检测。可检测到的微生物的最低数量,但数量无法准确估计。

(2)"定量限"应用于定量微生物检测。可在所评估方法的实验条件下确定的规定可变范围内微生物的最低数量。

这些定义以及文本中使用的其他术语的定义,在实验室实际需求方面几乎没有实际帮助。检测限可以根据单个目标微生物可检测的体积或数量来考虑,或者可以在给定体积或数量的样品中检测到的目标微生物的最小数量来考虑[28,50]。下文介绍了已经应用了实际方法的示例。尽管如此,在大多数情况下,只有在所有示例都需要足够的重复实验以支持数据的统计评估时,才执行一次实际测试。应考虑验证低计数性能以证明一致性所需的频率,并且需要严格指定参考菌株和准备条件以确保再现性。

（1）直接比较在非选择性培养基和选择性培养基上对所选目标微生物参考菌株进行适当稀释获得的计数，可以提供相对回收率的基本信息。

（2）用标准非选择性方法对已知含量的目标和非目标/竞争微生物进行培养后，测定样品的回收率。通过实验方法分析添加 1 cfu、10 cfu 和 100 cfu 的样品，例如一式三份。这种方法可能不适用于需要预处理的基质，例如高压灭菌污泥，改变其特性，并且实现均匀性会带来额外的不确定性。

（3）稀释至消失。在适当的稀释系列中，对每一稀释倍数进行分析，例如一式两份使其超出仍能检测到目标微生物的稀释倍数。例如，这可以应用于天然含有目标生物和非目标生物的环境水或相关物质基质中。

（4）对已知的参考目标菌株的实验室培养物采用 10 倍稀释进行样品加标，并进行分析，以确定微生物可回收的最后稀释度，将该稀释度指定为"检测限"。结果可能受到重复次数的影响。

（5）分析足够低计数的加标样品（如 30 个或更多），例如每个板/膜 MPN 小于 10 个。目的是显示少于 5% 的配对，要么有 $D^2 > 3.841$，或在 95% 置信区间之外的第二结果（参见 18.3 节和附录 A，或者 MPN 计数的表）[51]。如果满足这些条件，则可以假设过度离散是不可能的，因此，对于"未观察到的"计数的 95%CI 的下限大于零的最低结果是对最低检测限的合理估计。对于使用选择性培养基的方法，其回收率可能明显低于非选择性培养基，可以将这个数字乘以上述（1）获得的计数比率。

20.4 方法比较

采用替代方法或新方法取代法定、监管或实验室认可的方法，只有当其性能与现行实验室方法进行比较评估后才能采用。这包括分析配对样本（天然的或加标的，每种方法一个），并统计检查各自的配对结果。这可以通过使用最初为英国饮用水监管局（Drinking Water Inspectorate，DWI）制定的分析规程和 ISO 17994[49] 的统计程序来实现。

本节描述了确定水和相关物质中微生物培养方法的相对性能的程序。所用的实例涉及饮用水分析方法。说明包括加标样品的制备和建议的测量数量评估是否可以在实验室常规使用一种替代参考方法的新方法。新方法在评估之前应进行充分的验证,并在实验室中确认其性能。该程序比较了两种方法对含有 20～50 个目标微生物的实验体积的检测结果,通常为 100 mL 水。方法比较时仅考虑至少有一个阳性的配对结果,如因为计数为零的配对样本无法提供关于目标微生物相对回收率的更多信息。

如 18.3 节所述,有几种变化来源可能使替代方法与参考方法之间的比较评估复杂化,包括样本变化、自然(随机)变化和方法中固有系统的不精确性。对于饮用水以外的基质,这些可能会更加重要。

1) 样本变化

以监测为目的而采集的水源,其微生物含量可能会随着时间和采样点之间的差异发生巨大变化[25]。因此,在替代方法的对比实验中,使用的样品不应单独收集或单独制备,应使用配对或分割样本方法。应将合适的样品充分混合,平均分成两份样品用于分析,然后应该同时分析每组配对样品,第一份用一种方法分析,第二份用另一种方法分析。随着时间的推移,理论上两个等分配对样品中预期的微生物数量应该相同。

2) 自然(随机)变化

图 20-1 显示了一份完全混合的水样中 30 个微生物的随机分布。对于十份等分的样品,需要注意的是,每等份中存在的微生物数量可能不相同,这些数字的差异可能完全是偶然的。

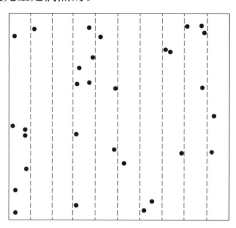

图 20-1　含有 30 个生物体的等分试样中生物的随机分布

总体而言,每等份的平均微生物数量为3个。然而,如图20-1所示,范围显示为0~7个。在饮用水和环境水微生物学中,样品内的这种变异总是会发生。此外,由于生物与悬浮物、实验室设备或其他可能存在的非目标生物之间的吸引或排斥,可能发生过度离散。

为了适应这种自然变化,需要分析许多样本以评估在比较不同方法时可能存在的系统变化。应该检测足够的数据来平均图20-1中描述的自然变化引起的影响。图20-2给出了这种自然变化的一个例子,其中显示了使用相同方法对同一微生物的50个配对水样进行检测的结果[44]。

如图20-2所示,结果是分散的,并且计数对之间的相关性较低。相关系数或积矩统计量 r^2 的计算值为0.39,即使在理论或理想条件下可能会产生1的值。这说明在这些情况下使用此统计数据 r^2 是不合适的。因此,配对计数之间的相关性需要在这种不可避免的变异性背景下进行评估和解释。非参数相关统计,如 Spearman R,Kendall Tau 或 Gamma 系数,可能比 r^2 提供更多有用信息。

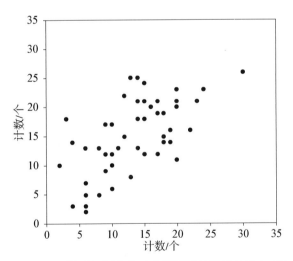

图 20-2　通过相同方法对人肠菌群的重复计数(y 轴表示来自第一个子样本的计数,x 轴表示来自第二个子样本的计数)

3)其他变化来源

其他因素可以影响存在的微生物的数量或检测和报告的数量。这些因素包括样品混合不充分和等分体积测量不准确。此外,设备、分析人员或实验室程序以及所使用的方法也可能导致报告的微生物数量错误。预计每个程序都会有少量随机变化，这是可以接受的。然而，过度的随机变化可能表明方法不精确，这在新方法的验证过程中应该变得明显。在评估新方法时，应在方法验证时突出显示非随机变化或系统变化，例如由于方法性能的不足或差异引起的变化。因此，任何研究都需要分离或区分所使用的方法引起的或由固有的变化以及由自然或随机变化引起的变化。

4）其他变化来源的统计检测

已经设计和分析了方法比对研究来检测是否存在其他变化来源，以及它们是否具有微生物学和/或统计学意义[47]。当对研究相关微生物体计数组成部分时，计数中变化的来源就变得明显起来。例如

$$y_i = \mu + \varepsilon_i \qquad (20-1)$$

式中，i 为 1 或 2，表示配对样品中的第一个或第二个等分样品；y_i 是检测的微生物数量；μ 是样品的平均值；ε_i 是随机误差。

式（20-1）可以扩展为

$$y_i = \mu_t + m_1 + m_m + \varepsilon_{ti} + \varepsilon_{li} \qquad (20-2)$$

式中，μ_t 为整个样品中微生物的真实平均值；m_1 为实验室效应（与两种方法无关）；m_m 为方法效应[m_{ref} 为参考方法效应，m_{new} 为新（试用）方法效应]；ε_{ti} 是等分样品之间的随机或自然误差；ε_{li} 是实验室中的随机测量误差。

实验室效应和两种类型误差的值可以是负的，也可以是正的。实验室效应加上方法效应（即 $m_1 + m_m$）是在实验室中使用该方法时与真实平均值的系统平均差。它代表偏差，与测量的"真实度"成反比。

随机变化反映精度，因此，配对计数之间的差异为

$$y_1 - y_2 = (\mu_t + m_1 + m_{ref} + \varepsilon_{t1} + \varepsilon_{l1}) - (\mu_t + m_1 + m_{new} + \varepsilon_{t2} + \varepsilon_{l2})$$
$$= (m_{ref} - m_{new}) + (\varepsilon_1 - \varepsilon_2) \qquad (20-3)$$

如果检测了足够的样本，则随机误差应平均为零。因此，$y_1 - y_2$ 的期望值可表示为

$$E(y_1 - y_2) = m_{ref} - m_{new} \qquad (20-4)$$

本表达式将包括方法和实验室之间的任何相互作用,但不影响新(实验)方法在特定实验室中进行实验的有效性的结论。由于绝对误差可能很大(由于随机变化),因此精度较低,需要大量的数据才能对 $m_{ref} - m_{new}$ 进行强有力的统计和估计。

5)误差限制

应通过实施质量保证计划,包括使用内部质量控制样品和参与适当的外部实验室间质量评估计划来尽量减小或消除测量误差(即实验室负责的误差)。为了尽量减少系统和随机"误差"的影响,实验室必须使用适当的标准物质参加实验室间、外部质量评估或能力验证计划。此外,应注意本文件其他地方所述的培养基、培养箱和滤膜的质量控制。在进行微生物方法的比较时,应使用单批次的市售培养基、试剂和滤膜。

20.5　方法比较的应用

将新方法与参考方法进行比较时,应采用适当多样的与检测方法相关的目标和竞争性非目标微生物(从各种来源获得)。制备适当的样品非常重要,所使用的水应来自多种来源。水的来源是指"样品来源"或"水样类型",水样可在不同时期采集。应使用在两种方法的最佳计数范围内样本,这些样本应包含足够数量的微生物以提供有意义的统计比较。例如,使用滤膜法,对于单位体积(饮用水通常为 100 mL,环境水可更少,如地表水为 10 mL 或 1 mL)的水样,在 20~50 个目标微生物。如果该方法可以检测多个目标生物群(如大肠埃希氏菌和总大肠菌群),则可能需要单独的测试以确保每个目标群的计数均在该范围内。

对于环境水样,可能需要对每种水样类型(如河水)进行额外的比较。包括使用实际样品在两种培养基上以三个浓度水平进行 10 次重复比较。每张滤膜 5~15 cfu 属于低浓度水平,25~50 cfu 属于中等水平,50~100 cfu 属于高水平。

这些比较需要清楚的展示数据,对不同来源的样本和/或不同实验室之间进行统计比较,最后进行总体统计比较。如果所获得的平均计数显著低于使用参考方法获得的平均计数,则应拒绝该替代方法或实验方法。如果结果表明新方法优于参考方法,或者证明两种方法之间没有统计学上的显著差异,则可以接受新方法。如果平均偏差的95%置信区间高于平均计数,这表明新方法计数的微生物比参考方法少10%,确认的程序见 ISO 17994[49]的平均相对偏差分析。

使用含有低计数目标微生物的样品,对照参考方法对其进行测试,是可接受的实验方法。这样就可以证明,在比较更低的计数时,两种方法之间没有重大差异,该实验方法特别适用于饮用水分析。

比较方法 A(如替代方法称为实验方法)与方法 B(如现有或法定方法称为参考方法)是在记录同时处理成对子样本获得的结果差异的基础上进行的。实验完成后,对该数据集逐步评估,以确定水样类型或实验室之间是否存在任何差异以及平均结果是否具有可比性,置信区间是否可接受。

方法比较时应采用预期两种方法会进行常规分析的样品。对于饮用水,这些样品通常包括经过某种方式处理的水,通常包括消毒。由于大多数处理过的水质量比较高,因此通常需要制备一些模拟未充分处理的样品。20.5.1节给出了含有氯作为消毒剂的适当饮用水样品的制备方案。对于替代消毒剂,有必要通过实验确定适合目标微生物存活的条件。

对于之前没有可用对比数据的方法,估计在对比实验中至少需要150个样品,最多需要250个样品[49],以反映水源水的范围。如果一个实验室正在进行研究,则需要选择一系列水源或水样类型(通常为5~10种)进行分析。或者,一组实验室可以进行研究,为每个实验室选择较少的水源,但仍要确保包括实验方法预期分析的水样类型范围。

所使用的方法应采用与目标微生物相关的样品体积和规定的限度进行检测。对于饮用水,通常为100 mL,本节使用该体积。对于环境水,较小的体积(如10 mL 或1 mL)可能更合适。样品不应稀释,应在几天内进行检测,通常每天检测10~15个样品。

20.5.1　制备饮用水实验样品,以比较一种选择培养基与另一种选择培养基

有几种方法可以制备合适的样品(基于加氯水)以进行微生物方法的比较,这些方法按优先顺序列出。

（1）氯化自来水加河水，加入额外量的氯以产生氯抑制微生物，最终氯浓度为 0.1~0.5 mg/L。

（2）如果必要，通过处理样品（如使用颗粒状活性炭或快速重力过滤处理后），最终氯浓度约为 0.1 mg/L。

（3）氯化自来水加污水，加入额外量的氯以产生氯抑制微生物，最终氯浓度为 1.2~2.5 mg/L。

（4）天然污染的未加氯的地下水，加入额外量的氯以产生氯抑制的微生物，最终氯浓度约为 0.1 mg/L。

在某些情况下，可能需要使用环境耐受的微生物代替氯抑制微生物。在这种情况下，可通过延长污水、废水或河水样品的存储时间来制备适当的样品。

制备的加标样品含有氯抑制的目标微生物、非目标微生物和与目标微生物密切相关的微生物。在理想情况下，单位体积应含有 20~50 个目标微生物（如 100 mL）。

1）利用河水产生氯抑制的目标微生物

从代表待测供水（以下称为"原始水源"）的供水系统中采集约 10 L 自来水，并冷却至 (5±3)℃（必要时储存一夜）。采集至少 1 000 mL 的河水。如果使用的自来水来自地表水，那么应使用该自来水的水源。

取出少量冷却的自来水，测定单位体积中的游离氯和总氯浓度。该测定用于计算应添加到剩余自来水中的氯量，以产生 0.1~0.5 mg/L 的游离氯浓度。需要添加的氯可使用次氯酸钠或产生氯的片剂来计算。氯化自来水应加塞或加盖，并充分混合。将氯化自来水储存在 (5±3)℃ 的温度下。

将 900 mL 冷却的氯化自来水加入合适的容器或烧瓶中。向容器中加入 100 mL 河水，充分混合，静置 5 分钟，然后测定游离氯和总氯浓度。向第二个容器中加入 900 mL 冷却的氯化自来水和 100 mL 去离子水或蒸馏水，充分混合后静置 5 分钟，然后测定游离氯和总氯浓度。这两个容器用于评估氯的需求量是否过高。例如，如果混合自来水和河水中的氯浓度在 5 分钟内下降到无法检测的水平，则需要 10 L 含有更高浓度氯的自来水，即大于 0.1 mg/L。为达到自来水和河水混合溶液中所需游离氯浓度，自来水中氯浓度将根据河水和自来水的 pH 值以及有机和无机物的含量而变化，可能有必要进行初步实验以确定自来水中氯的最佳浓度。当确定好浓度且制备好 10 L 正确氯浓度的自来水后,向 7 个适当的容器或烧瓶中,分别加入 900 mL 正确氯浓度的冷却自来水。

将 100 mL 河水加入其中一个容器中并充分混匀,让氯化过程持续 1 min±5 s,然后向容器中加入 1 mL 18% m/v 五水硫代硫酸钠,盖上盖子并充分混合,在(5±3)℃条件下储存。使用其余六个容器中的每一个重复上述步骤,氯化时间分别为 1.5 min、2.0 min、2.5 min、3.0 min、3.5 min 和 4.0 min±5 s。

从每个容器中取出 10 mL 混合的自来水和河水,并对 7 个样本进行分析,以确定目标微生物。应使用在理想情况下,24 小时内产生假定结果的方法。将容器储存在(5±3)℃的温度下。

培养后,测定 10 mL 体积中的微生物数量,并含有 30～90 个目标微生物对应的容器或烧瓶。考虑到过夜储存期间微生物群有一些衰减,这些生物的数量比 20～50 个的目标范围高一些。

按照确定的 10 mL 体积中含有 30～90 个目标生物的容器的数量,添加 900 mL 来自原始水源的新鲜自来水到相应数量的单独的 1 000 mL 干净容器中,每个容器中加入足量的五水硫代硫酸钠溶液并充分混合以中和任何余氯。然后在上述单独的容器中,加入 100 mL 自来水和河水的混合水样,这些水样取自经确认的 10 mL 体积中含有 30～90 个目标生物的容器,盖好并充分混匀。每 1 000 mL 稀释的自来水和河水的混合样,最多可以分成 10 份 100 mL 的平行样品,由一名或多名分析员用两种或两种以上的方法平行分析,或者按比例增加来自原始水源的新鲜自来水和自来水与河水的混合水体积,可以制备更大体积的稀释自来水与河水混合样品。

2) 利用污水产生氯抑制的目标微生物

从代表待测供水(以下称为"原始水源")的供水系统中收集 10 L 自来水,并冷却至(5±3)℃(必要时储存一夜)。收集至少 1 000 mL 污水,并在(5±3)℃下储存 1 小时,以确保固体物质沉淀。

将适量的次氯酸盐溶液或产氯片剂溶解在 1 L 蒸馏水或去离子水中,制备含氯 12～25 mg/L 的溶液,盖上盖子并充分混匀。

将 500 mL 污水转移到装有磁力搅拌棒或其他搅拌装置的 10 L 干净容器(装有水龙头,便于后续的步骤操作)中,注意不要搅动任何沉淀的固体物质。

加入 8.5 L 之前储存在(5±3)℃条件下的自来水,盖上容器并彻底混合,将容器放在磁力搅拌器上剧烈搅拌。

在保持搅拌的同时,向容器中加入足量的氯溶液(最大 1000 mL),使自来水-污水混合溶液中的游离氯浓度达到 1.2～2.5 mg/L(氯溶液的确切体积可能需要相应地调整),将内容物充分混合。3 分钟后,将 500 mL 氯化的自来水-污水混合溶液转移到含有 1 mL 18% m/v 五水硫代硫酸钠溶液的合适容器或烧瓶中。为确保氯被快速中和,用塞子堵住并将瓶子倒转几次使其充分混匀。每隔 1 分钟重复此步骤,将 500 mL 氯化的自来水-污水混合溶液转移到另一个单独的容器或烧瓶中,每个容器中含有 1 mL 18% m/v 五水硫代硫酸钠溶液,直到移取并制备了 16 个样品。

从每个容器中取出 10 mL 自来水-污水混合溶液,并分析 16 个溶液中的目标微生物。应使用在理想情况下,24 小时内产生假定结果的方法。将容器储存在(5±3)℃条件下。培养后,测定 10 mL 体积中的生物数量,并识别 10 mL 体积中含有 30～90 个目标微生物对应的容器、瓶子或烧瓶。考虑到夜间储存期间微生物有一些衰减,这些微生物的数量比 20～50 个的目标范围高一些。

对于 10 mL 体积中含有 30～90 个目标生物的容器的数量,添加 900 mL 来自原始水源的新鲜自来水到相应数量的单独的 1000 mL 干净容器中。在每个容器中,加入足量的五水硫代硫酸钠溶液并充分混合以中和任何余氯。在每个单独的容器中,加入 100 mL 相应的自来水-污水混合样,这些混合样取自已确认的 10 mL 单位体积中含有 30～90 个目标生物的定容器,盖上盖子并搅拌均匀。现在,每 1000 mL 稀释的自来水-污水混合溶液可以分成最多 10 份 100 mL 的平行样品,由一名或多名分析员用两种或两种以上的方法平行分析,或者通过按比例增加来自原始水源的新鲜自来水和自来水-污水混合溶液的体积,制备更大体积的稀释自来水-污水混合溶液。

20.5.2 制备环境水和娱乐用水实验样品,以比较两种选择培养基

环境水通常含有指示微生物的自然菌群,特别是在出现大量废水或农业污染的地方。这些环境中的指示微生物已经受到抑制,无需进一步的抑制,例如在低温下储存。

（1）收集至少 1 L 水。如果水相当清澈，将其彻底混合。对于浑浊的水，在（5±3）℃下储存 1 小时，以确保颗粒物质沉淀。

（2）处理 10 mL、1 mL 和任何必要的稀释液，并对目标微生物进行分析。应使用在 24 小时内产生假定结果的方法。肠球菌的指导值也可以通过 24 小时读取平板获得。将样品储存在（5±3）℃条件下。

（3）培养后，测定每体积分析样品中的微生物数量，并确定含有 30～90 个微生物的样品或稀释液的适当体积。这些微生物的数量高于 20～50 个的目标范围，因为在过夜储存期间微生物群有一些衰减。

（4）现在可以由一个或多个分析员同时使用两种或多种方法分析适当体积的样品或稀释液，可以用这种方式分析几种不同的环境水。

（5）如果环境水中没有足够的目标微生物，可以利用污水来提供足够的数量。收集 100 mL 处理后的污水，在（5±3）℃下储存 1 小时，以确保固体物质沉淀。将 100 mL 沉淀后的污水加入 900 mL 环境水样中，并按照（2）至（4）中的步骤操作。

20.5.3　使用标准菌株制备环境水和娱乐用水样品以验证选择性培养基的性能

（1）对参考方法进行验证时，例如，对于新的实验室可以使用参考生物的肉汤培养物进行验证。参考方法对目标微生物的回收率可与非选择性培养基，如营养琼脂的回收率进行比较。目标微生物的培养物可以通过将标准菌株接种到合适的肉汤（如营养肉汤）中来制备，在适当的温度下培养（21±3）小时，并将肉汤培养物在（5±3）℃条件下储存数天以产生"应激"生物体。储存后，可以使用倾注或涂布平板或合适的替代计数方法（例如 Miles 和 Misra[52]）进行计数。一旦确定了目标微生物的数量，就可以制备适当的稀释液，以便为检测提供合适范围的目标微生物。

（2）环境样品含有大量非目标微生物和目标微生物，这些可能会干扰营养琼脂平板的计数。这个问题可以通过在接种目标细菌之前使用 0.45 μm 无菌膜过滤掉非目标生物并收集滤液来克服，也可以通过向营养琼脂中加入适当的诊断性显色底物来辅助计数，例如向营养琼脂中加入 BCIG（5-bromo-4-chloro-3-indolyl-β-D-glucuronide）来计数大肠埃希氏菌。

（3）用适当的目标微生物接种营养肉汤，并在适宜的温度下培养，通常在 37℃培养（21±3）小时。培养后，将肉汤培养物在（5±3）℃条件下保存。储存后，使用适当的计数方法计数肉汤培养物。

（4）收集至少 1 L 水。如果水清澈，则将其彻底混合。对于浑浊的水，在（5±3）℃下储存 1 小时，以确保颗粒物质沉淀。

（5）使用林格溶液或最大恢复稀释液制备目标微生物的稀释液，当向水中加入 1 mL 稀释培养物时，微生物的最终浓度在每毫升或每 10 mL 20～50 个微生物的范围内。

（6）滤膜过滤小份水样，1 mL 或 10 mL 加一些林格溶液，一式两份以制成成对的样品，然后在选择性培养基上放置一个膜，在非选择性培养基上放置一个膜。两种培养基在相同的温度和时间条件下培养，并对每种培养基上的目标微生物数量进行计数。

（7）通过这种方式，可以为所检查的每种环境水制备若干平行样品，如 10 个平行样。此外，可以采用不同浓度的目标微生物对参考方法进行评估，例如 10 个微生物可用作低水平回收率进行评估，而 50～80 个生物之间则用作高水平回收率。

20.5.4　污水污泥样品的制备

污水污泥由各种各样的物质组成，从大部分为液体到各种状态的半固体到几乎固态。所有这些物质都来自废水，但基质的一致性以及微生物的数量和种类取决于污水集水区的废物的性质以及所采用的处理方法的性质和程度。液态和半固态生污泥可能含有大量的指示微生物以及多种非目标和潜在的竞争微生物。相比之下，经过强化处理的污泥，例如热干燥后的污泥，具有非常高的固体含量和非常少量的微生物。厌氧消化、添加石灰和热干燥处理旨在减少病原体和指示微生物的数量，而污泥中残留的病原体和指示微生物可能受到胁迫。一些污泥可能含有有毒或有抑制作用的物质，例如某些金属。

（1）比较污泥方法最重要的因素是被测样品的均匀性。在任何情况下，完善的准备程序使样品均匀化是方法比较的首要条件，实际上一些比较可能完全与制备方法的潜在改进有关，而不是计数阶段。其他文件[27]介绍了用于分析的污泥样品的采样和制备方法。

（2）与其他基质一样，污泥的比较应包括拟采用该方法的所有类型污泥的样品。这应该包括污泥的浓度和来源以及地理变化，还应包括预期数值应用的范围，用含有少量微生物的足够的样本来验证实际的测定下限。

（3）污泥中含有大量的颗粒决定了稀释是影响计数的重要但可变的因素。如果将最可能数法与其他方法比较，当预计生物数量较低时，对其影响程度小于滤膜或平板计数法。

应该记住的是，实际应用可能涉及污泥处理前后的计数，例如估计对数减少量用于评估性能或作为控制要求。如果污泥的特性在处理过程中发生显著变化并且处理过的污泥含有非常少的生物体，则可能会采用具有不同不确定性和限制的不同计数方法。当比较计数方法时，污泥的制备应尽可能接近实际情况，对于要比较的每种方法，应以相同的方式制备。应充分了解方法条件之间差异的潜在影响，例如培养温度，这是目标微生物定义的组成部分。建议当计算对数减少量时，应包括不确定性的估计。

（4）在对数据进行统计评估时应确定遇到的任限制并考虑与样品的制备和稀释相关的不确定性，应尽可能量化这些不确定性。

（5）制备污泥样品，在实验室内比较一种选择性培养基与另一种选择性培养基。收集具有代表性的污泥样品，通常至少为 100 g，然后将样品充分混合，并根据记录的样品制备方案制备均质的子样品，作为待比较方法处理的起点。要避免样品之间的交叉污染。应包括适当的空白对照。

准备必要的稀释液范围，并对目标微生物进行分析。

培养后，确定分析样品的每种稀释液中的微生物数量，并确定适当的样品稀释液，含有 20～50 个微生物，以进行统计分析。

理想情况下，应使用新制备的污泥进行比较并立即进行分析。由于生物活性或侵蚀性条件如石灰和其他可用于污泥处理的杀菌物质的存在，大多数污泥的微生物含量可能高度不稳定。

出于统计目的，拟应用方法的比较应包括每种污泥类型和地理位置的 10～15 对样品的分析。在大多数情况下，如果进行重复分析，例如 3～5 次重复，就有可能获得更大的统计置信度[53]。在实际应用中用到重复操作时，这可能是一种合适的方法，需谨记的是，当情况不是这样的时侯，这可能不合适。

（6）利用标准菌株验证污泥中微生物计数方法的性能。评估回收率为该方法提供了有价值的信息。然而，在解释数据时，应充分理解和考虑向污泥中定量添加标准菌株的新鲜肉汤培养物或商业供应的标准物质时的实际挑战。

鉴于可能存在大量天然的目标微生物，在添加标准物质前通常需要某种形式的处理来消除这些微生物。通过已知的背景加减法评估通常是不切实际的。然而，大多数可能应用于污泥的处理，通常是某种形式的热处理，有改变污泥特性的风险，因此处理后的污泥不具有代表性，并且表现出与未经处理的污泥不同的特性。

可使用的方法包括高压灭菌以及在规定的时间内加热至 70 ℃，经过热干燥的污泥适合直接添加。污泥应均匀处理，并在加入标准菌株后彻底混合，添加的微生物数量应针对预期应用的典型范围。

在开发过程中，应广泛尝试和测试用于添加标准物质的程序，以确保在应用于特定污泥基质之前，对局限性和不确定性进行充分理解和优化。

（7）制备污泥样品，在多个实验室对一种或多种方法的性能进行比对，实验室之间比对需要准备一组均质的子样本，这是上述准备工作的关键部分，除此之外还要确保及时运送、在适当的温度范围内运输、样品到达后适当地储存以及在接收实验室进行适当和一致的处理。

以下是实验室间比对的例子，包括以下几种：

① 运送消化污泥的子样本[54]；

② 污泥饼的制备和运送，将标准培养物加入后，进行彻底混合[55]；

③ 每个实验室收到的污泥和加标用的商业标准物质[56]。

这种规模的实验室间比较需要仔细规划并制订详细的方案，供发布和接收实验室遵循。这些方案的设计应考虑到所需数据的类型和数量以及数据处理和分析方法。

20.5.5　确认实验

如果需要确认假定的目标菌落，则应根据该方法的要求进行。最好选择所有菌落进行确认，以产生最可靠的确认计数。但是，如果假定计数很高，存在 10 个以上的假定菌落，则可以选择 10 个假定的菌落进行确认，如果有 10

个或更少的假定菌落,则应检测所有菌落。菌落应始终随机选择,但为了避免产生任何偏差,例如无意识地选择相似的菌落,应检查随机选择的适当大小的所有菌落。如果存在多种类型的假定菌落,则必须确认每种类型,并按上述方式随机选择每种类型的菌落。

20.5.6　目标微生物和非目标微生物的验证

方法应经过验证,这包括确定假阳性和假阴性结果的比例。然而,该测定可能是在有限范围的样品或微生物来源上进行的。不同来源或类别的水或污泥可能含有不同于初次验证实验中检验的微生物范围,这可能影响假阳性和假阴性结果的比例。因此,对选择的目标或假定目标菌落,以及非目标或假定的非目标菌落进行更广泛的鉴定是有用的[47]。这种鉴定不同于被测方法组成部分的任何确认步骤。

每种方法应选择至少 100 个目标菌落和适当的 50 个非目标菌落,通过合适的方法进行全面鉴定。在大多数情况下,商业鉴定试剂盒可能是足够的,但其他鉴定方法可能更适用于某些微生物。如果实验方法用于一种以上的目标或假定的目标微生物,则每种微生物应检查至少 100 个代表性菌落。例如,如果一种方法同时检测沙门菌和大肠埃希氏菌,则需要检查 100 个沙门菌假定菌落和 100 个大肠埃希氏菌假定菌落。应选择均匀分布在所检查的水源或污泥上的菌落。当进行确认试验时,选择目标菌落进行进一步鉴定最合适的步骤是选择第一个被鉴定出来的菌落进行确认,这样做的好处是可以知道菌落是否被证实。应随机选择非目标菌落,最好是每个培养皿选择一个菌落,以便每个样本源检测相似的数量。

检测到的目标或非目标微生物的微生物范围应与之前的验证数据进行比较。如果某一特定来源或某一来源样品的来源类别与其他来源存在差异,则对鉴定数据的检查可能有助于解释这些差异。

20.6　数据解释

样品制备的预实验至关重要。有必要确保尽可能多的样品在所要求的 20~50 个目标微生物体范围内。研究开始后,应记录所有检测的计数结果,如果有任何结果高于预期,例如一种方法的结果太多而无法计数(如滤膜法大于 100 个目标生物体,或者在多管技术中所有管在培养基中都表现出生长),如果忽略了配对结果,那么随后的数据分析可能会产生偏差。如果两种方法获得的配对结果都太多而无法计数,那么可以从数据分析中忽略这两种结果。这是因为两个结果对实验方法是否比参考方法给出更高或更低的结果贡献很少或没有参考价值。

如果报告了通过一种方法获得的零计数与通过另一种方法获得的非零计数相关,则必须记录两个结果并将其包括在数据分析中。如果这两种方法都报告了成对零计数,那么这些结果就可以在数据分析中排除,因为它们对实验方法是否比参考方法给出更高或更低的结果依旧几乎没有参考价值。

20.6.1　数据收集

对于饮用水样品,20.5.1 节中描述的程序应该能够制备含有 20～50 个目标微生物的等分样品。但是,也可能获得计数较低的样品,这些样品也应包括在内。样品储存后,可通过两种方法提取和检测适当的小份样品,然后在不同的时间重复这个过程。在任何情况下,在取出合适的样品体积用于两种方法分析之前,都应彻底混合样品。两种方法的结果都必须记录为"配对样本"结果。

20.5.1 节中制备样品最好是经过选择的水源或水源类别(水类型)。每一种来源都涉及来自特定来源的基质(如某一特定河段、某一污水处理厂等),可以在一段时间内收集样品。为方便起见,这些来源类别也称为"来源",尽管需要注意的是,制备的实际样品不是直接从特定来源采集,而是根据 20.5.1 节中的细节进行操作。

应分析来自每个来源或来源类别(通常为 5～10 个)的足够数量的样本(至少 15 个),以便于提供统计信息,并且能够满意地回答以下问题——对于研究中使用的所有来源或来源类别(或每个参与实验室的来源),这两种方法的相对性能是否相似。

对每个来源或来源类别,至少需要有 15 个样本进行分析,对所有来源或来源类别进行不少于 150 个样本比较,才能提供足够的信息回答上述问题。然而,由于难以预测样品中目标微生物的数量,因此很难预测从固定大小实验中可用信息的统计能力。因此,以上建议的样本数量和来源将用作参考,最终的数量将取决于比较的结果。如果比较的结果不确定,则应分析更多样本。

20.6.2　初步数据评估

绘制成对的结果,区分每个来源或实验室。此外,在适当的刻度上绘制差异(实际数据或转换的数据,如对数),还应进行异常值评估,这可以通过目视评估转换计数数据中的标绘差异来实现,只有存在排除异常值的有效技术或微生物原因时才应删除异常值。

确定数据是否适用于参数分析,即计数差异是否近似于高斯(或正态)分布。如果此问题的答案是肯定的,则执行数据分析,例如使用 t 检验、方差分析(analysis of variance,ANOVA)检验等。如果问题的答案为否,则将数据转换为适当的比例;如果有的话通常为 $\log_{10}$,然后执行参数化数据分析。或者使用 Wilcoxon 符号秩检验来执行非参数数据分析。无论是进行参数数据分析还是非参数数据分析,目的都是为了回答一个问题——对于研究中使用的所有来源或所参与的实验室,这两种方法的相对性能是否相似。

对于参数数据分析,t 检验或方差分析是否显示来源或实验室之间存在显著差异? 如果此问题的答案为否,则可以结合数据进行分析,如 20.6.3 节所示。如果答案是肯定的,则应调查可能的技术或微生物原因,并决定差异是否影响部分(即特定的来源或实验室)或所有数据(即所有来源或所有实验室)。根据这些操作和决定,可能需要拒绝部分或全部数据。

对于非参数数据分析,来源或实验室的配对结果频率列表是否显示来源或实验室之间的差异? 如果此问题的答案为否,则可以结合数据进行分析,如 20.6.3 节所示。如果答案是肯定的,则应调查可能的技术或微生物原因,并决定差异是否影响部分(即特定来源或实验室)或所有数据(即所有来源或所有实验室)。根据这些操作和决定,可能需要拒绝部分或全部数据。

20.6.3　平均差异的组合分析

当初步数据评估很好地完成时,如果数据适合组合,则可以给出两种方法之间的平均差异,即平均值(用于参数分析)或中位数(用于非参数分析)以及该平均值的 95% 置信区间。

本节中分析计数差异的方法是基于最初于 2004 年发布并于 2014 年修订的 ISO 17994[49]，该方法假设对数变换和参数分析是适当的，大多数情况都是如此。该方法是一种平均相对差异分析[49]。

在 ISO 方法中，数据被对数转换为基数 e（称为自然对数，缩写为"ln"）。在 DWI 示例中，log 以 10 为底。除了常数乘数之外，结果是等效的。

$$\ln x = 2.302\,6 \lg x \qquad (20-5)$$

例如，$\lg 10 = 1$，$\ln 10 = 2.302\,6$；$\lg 100 = 2$，$\ln 100 = 4.605\,2$。以 10 为底的优点是当标记图形时，刻度可以很容易地转换为转换前的数据刻度，即标记 1 为 10，2 为 100，3 为 1\,000 等。

在 ISO 17994[49] 中，每对计数的相对差异 x' 使用等式 $x = (\ln a - \ln b) \times 100\%$ 计算并制成表格，其中 $\ln a$ 是通过实验方法得到的自然对数，$\ln b$ 是用参考方法计数的自然对数。在对数正态变换之前，对于一种方法的零计数的数据可在每个计数中添加一个。根据这些数据，计算平均相对差 $\overline{x}$ 和标准不确定度（标准偏差）s。根据标准不确定性和样本数量 n，使用以下等式计算扩展不确定性 U：

$$W = \frac{2s}{\sqrt{n}} \qquad (20-6)$$

扩展的不确定性与平均相对差相加或相减时，提供了平均值周围扩展的不确定性的置信区间 X_L 和 X_U。将平均相对差异及其置信区间与最大可接受偏差极限（$2L$）的理论平均差进行比较。对于饮用水样品，通常设定为 $\pm 10\%$[49]。该分析的主要潜在结果如下：

(1) $-2L \leqslant X_L \leqslant 0$ 和 $0 \leqslant X_U \leqslant +2L$，方法"没有差异"（即等效）。

(2) $X_U < 0$ 或 $X_L > 0$，方法不同。

(3) ($X_L < -2L$，$X_U > 0$) 或 ($X_L < 0$，$X_U > +2L$)，不确定（即需要更多的样本）。

(4) ($X_L > -2L$，$X_U < 0$) 或 ($X_L > 0$，$X_U < +2L$)，微小的差异（在 ISO 17994 中称为"无差异"）。

上述结果如图 20-3 所示。

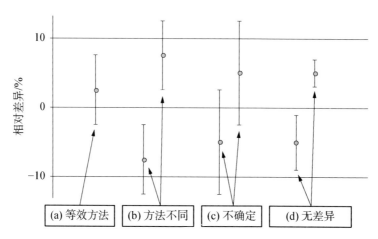

图 20-3　按照 ISO 17994[49] 进行分析后方法比较结果的图形表示

对于环境水,建议将置信区间设置为 -20%～20% 可能更合适。

如果目的是将实验方法与已建立的参考方法在"至少同样可靠"方面进行比较,则根据 ISO 17994[49] 的"单方面"比较是合适的。对于"单方面"比较中的饮用水,仅设置较低的 $2L$ 值,通常在原始刻度上为 -10%。同样,对于环境水域,较低的值可以设置为 -20%。

(3)中显示的结果是不确定的,需要分析更多的样本。ISO 17994[49] 中提供了一种计算非决定性结果后可能需要多少额外样本的方法。

(4)中显示的结果是检测到方法之间存在微小的差异,95% 置信区间表明它不可能大到 $2L$。这种情况下的差异小于等效标准,可以认为这些方法是等效的。

20.7　低计数评估

对于某些类型的分析(如饮用水),可能适合选择低数量目标微生物的样品进行比较。当比较中获得的结果令人满意时,就可以进行这项工作。该评估包括每单位检测体积含有少于 20 个目标微生物的样品的配对分析结果的比较。进行这种比较是为了确保结果在较低的微生物水平中仍然有效,以接近那些接近法定限值的数值,但又不要低到以存在/不存在标准为基础,这些数据可能已经很容易从主要的比较研究中提取出来。

　　至少需要 30 个样品的配对结果,其中通过至少一种所用方法记录 1～10 个目标微生物范围内的计数结果。样品的制备方法与 20.5.1 节所述的相同,但需要额外的稀释步骤。可以制备相同样品连续 2 倍稀释液,但样品应来自多个来源。此外,样本应有适当的生物多样性。

　　如果在主要对比研究中得到的配对结果包含至少 30 个样本,所有来源的计数都在这个较低的范围内,那么这些样本的数据可以用来进行评估。

　　至于主要比较,所有的结果都应该标注绘制出来。在低计数的情况下,使用参数分析方法可能是一个更大的问题,而使用非参数分析方法会变得更加有效。如果实验方法的计数超过参考方法的计数,则配对结果的比例不应显著低于 50%,实验方法才可被视为可接受。30 个样本应该给出比例的估计值,其扩展的不确定性“置信区间”不能太大。对于这样有限的研究,可以在计数标度上设置 ± 20 的最大可接受偏差限值。如果“置信区间”很大并且有证据表明实验方法表现不佳,则应分析更多样本以确定在这些范围内是否存在任何显著差异。

20.8　MPN 方法与枚举方法的比较

　　应使用 20.5 节和 20.6 节中描述的研究设计和相同程序来比较使用 MPN 方法获得的结果和使用枚举方法获得的结果。当 MPN 方法是新方法时,比较的目的是表明 MPN 方法没有比枚举法发现明显更少的微生物数量。如果是这样,则准确确定计数的平均差异。但是,通过传统的 11 管或 15 管 MPN 方法获得的值的性质可能需要对获得的数据进行替代操作和统计分析。

　　相应的表格[51] 显示了对应于 11 管系列(1×50 mL,5×10 mL,5×1 mL)和 15 管系列(5×10 mL,5×1 mL,5×0.1 mL)的计数和计数范围(MPR)。然而,用多管方法实现的值的范围是不连续的。例如,在一个 11 管系列(1×50 mL,5×10 mL,5×1 mL)中,如果 9 个试管在培养基中生长(如 1、5、3),那么每 100 mL MPN 为 91。如果 10 个管在培养基中显示出生长(如 1、5、4),则每 100 mL MPN 为 160。不可能获得 91 与 160 之间的计数,而使用枚举法,理论上可以获得两个结果之间的所有值。处理所得结果差异的一种方法[58],特别是当 MPN 方法中各系列的结果之间表现出较大的差距时,可将计数方法的结果分组,并将它们与相应的 MPN 进行比较。分组是通过考虑每个计数结果确定含有该数量生物样本最适合的管系列,以此确定分组,这不应与从不同的条件概率中获得的 MPN[51] 的 MPR 或置信区间混淆。已公布适当的条件概率[57],并将管组合的结果范围制成了表格,例如对于上面给出的 11 管系列,结果显示 69 与 110 之间的计数可能会得到 1、5、3 的管组合且 MPN 为 91。在 111 和 175 之间的计数可能得到 1、5、4 的管组合且 MPN 为 160。数字 69 到 110 可以解释为"等同"MPN 为 91,或者,特别是使用基于更多管或多孔的现代方法,MPN 可被视为最终结果并直接与配对结果的计数进行比较。应仔细绘制结果图,并考虑使用非参数分析。

如果样品中只有不到一半的试管出现生长,通过使用合适的样品,可以减少这些问题。否则,MPN 将是一个近似计数,并且与枚举方法的比较可能会有偏差。需要大量试管(多种稀释度)的多管方法比具有较少稀释度和试管的多管法更可靠。

20.9　两种 MPN 方法的比较

当比较两种 MPN 方法时,应使用 20.5 节和 20.6 节中描述的相同程序步骤。20.8 节中提出的要点仍然适用于两种 MPN 方法,并且比较原则保持不变。同样,因素可能会影响统计方法的选择,这需要在对数据汇总和图表彻底审查后才能决定,很可能使用非参数数据分析。样品的制备应确保在参考 MPN 方法的培养基中显示生长的试管数应少于所接种试管的一半。

20.10　新方法在国内或国际上的应用进展

在国内或国际范围内,采用新方法涉及如下一系列事件:

（1）对验证数据进行推导或验证,并在一个专业实验室中将新方法与合适的参考方法进行比较;

（2）随后在 5 个或更多实验室中对新方法与参考方法进行比较;

（3）稳健性评估;

（4）采用新方法。

新方法应使用本文件中概述的程序在至少五个实验室中进行全面的比较检测，然后才被认为具有潜在的普遍适用性。如果在单个实验室进行了充分的比较评估，并且这些评估表明使用新的（实验）方法获得的结果与参考方法获得的结果具有可比性或优于使用参考方法获得的结果，则实验室可采用新方法进行常规使用。采用新方法进行常规使用并不取决于其他实验室是否进行过类似的研究，当五个或更多实验室证明新方法的性能等于或优于参考方法的性能时，则可以考虑让其他实验室更广泛地采用新方法。在这些情况下，由其他实验室进行比较工作可能涉及较少的样本。在理想情况下，在最初的 5 个或更多实验室中进行的比较研究可能需要在每个实验室中重复分析约 180 个样品（150 个样品用于主要比较，必要时 30 个样品为低计数评估）。在理想情况下，应使用 20.5.1 节—20.5.3 节描述的所有程序，并且样品应代表实验室可能使用通过新方法分析的水源或污泥。在不同实验室进行比较研究的数据应在进一步统计评估后合并和审查。通过组合数据，可以更准确地评估新方法的稳健性、重复性和再现性。

一旦确定了新方法的稳健性、重复性和再现性是令人满意的，新方法通常可用于常规使用。因此，后续实验室需要用新方法进行分析的样本数量可以根据不断扩大的数据库进行审查，但是，对于饮用水，应至少分析 30 个含有较少量的各种微生物的样品，并将结果与使用参考方法获得的结果进行比较。

参 考 文 献

[1] Drinking Water Inspectorate (DWI). Guidance on implementing of the water supply (water quality) regulations 2016 in England and Wales [R]. London: DWI, 2016.

[2] British Standards Institution (BSI). BS EN ISO/IEC 17025 : 2005 General requirements for the competence of testing and calibration laboratories [S]. London: BSI, 2005.

[3] United Kingdom Accreditation Service (UKAS). Accreditation requirements for sampling and testing in accordance with the drinking water testing specification (DWTS) [R]. London: UKAS, 2013.

[4] Eurachem. Accreditation for Microbiological Laboratories [R]. London:

Eurachem, 2013.

[5] Drinking Water Inspectorate(DWI). Guidance on interpretation of regulation 16 (2)(d)(i) of the water supply (water quality) regulations: Information Letter 08/2007[R]. London: DWI, 2007.

[6] Health and Safety Executive (HSE). Biological agents: managing the risks in laboratories and healthcare premises [R]. London: HSE, 2005.

[7] Advisory Committee on Dangerous Pathogens. The approved list of biological agents [R]. London: HSE, 2013.

[8] Stationery Office Ltd. SI 2002/2677 The control of substances hazardous to health regulations 2002 [S]. London: Stationery Office Ltd, 2002.

[9] Advisory Committee on Dangerous Pathogens. Infection at work: controlling the risks: a guide for employers and the self-employed on identifying, assessing and controlling the risks of infection in the workplace [R]. London: HSE, 2005.

[10] World Health Organization (WHO). Laboratory biosafety manual [M]. 3rd ed. Geneva: WHO, 2004.

[11] A working group of the Scottish Quality Assurance Specialist Interest Group. Guidelines on test methods for environmental monitoring for aseptic dispensing facilities [M]. 2nd ed. Scotland: National Health Service (NHS), 2004.

[12] British Standards Institution (BSI). BS EN ISO 14001: 2015 Environmental management systems: requirements with guidance for use [S]. London: BSI, 2015.

[13] Department of Health. Health technical memorandum 07 - 01: safe management of healthcare waste [R]. London: Department of Health, 2013.

[14] Health and Safety Executive(HSE). Safety requirements for autoclaves: guidance note PM73 (revision 3) [R]. London: HSE, 2012.

[15] British Standards Institution(BSI). BS 2646: 1993 Autoclaves for sterilisation in laboratories, part 1—specification for design, construction and performance; part 3—guide to safe use and operation; part 5—methods of test for function and performance [S]. London: BSI, 1993.

[16] United Kingdom Accreditation Service (UKAS). In-house calibration and use of weighing machines [R]. London: UKAS, 2015.

[17] British Standards Institution (BSI). BS EN ISO 8199 Water quality—general guidance on the enmeration of micro-organisms by culture [S]. London: BSI, 2005.

[18] British Standards Institution (BSI). BS EN ISO 4788 Laboratory glassware, graduated measuring cylinders [S]. London: BSI, 2005.

[19] Standing Committee of Analysts. The microbiology of drinking water (2010)—part 14—methods for the isolation, identification and enumeration of *Cryptosporidium* oocysts and *Giardia* cysts [R]. Bristol: Environment Agency, 2010.

[20] British Standards Institution(BSI). BS EN ISO 11133: 2014 Microbiology of food, animal feed and water—preparation, production, storage and performance testing of culture media [S]. London: BSI, 2014.

[21] Public Health England(PHE). UK standards for microbiology investigations (SMI TP40): matrix-assisted laser desorption/ionisation—time of flight mass spectrometry (MALDI-TOF MS) test procedure (draft for consultation 2015) [R]. London: PHE, 2015.

[22] Capocefalo M, Ridley E V, Tranfield E Y, et al. Molecular microbial diagnostic methods—pathways to implementation for the food and water industries—chapter 9 MALDI-TOF: a rapid microbiological confirmation technique for food and water analysis [M]. London: Elsevier, 2015.

[23] International Organization for Standardization/International Electrotechnical Commission (ISO/IEC). Guidance on water matrices definitions for sampling and testing to ISO/IEC 17025 [R]. Geneva: ISO/IEC, 2009.

[24] Tillett H E. Potential inaccuracy of microbiological counts from routine water samples [J]. Water Science and Technology, 1993, 27(3): 15 - 18.

[25] Public Health Laboratory Service Water Surveillance Group. Preliminary study of microbiological parameters in eight inland recreational waters [J]. Letters in Applied Microbiology, 1995, 21(4): 267 - 271.

[26] Standing Committee of Analysts. The microbiology of drinking water (2010)—part 2—practices and procedures for sampling [R]. Bristol: Environment Agency, 2010.

[27] Standing Committee of Analysts. The microbiology of sewage sludge (2003)—part 2—practices and procedures for sampling and sample preparation [R]. Bristol: Environment Agency, 2003.

[28] International Organisation for Standardisation(ISO). ISO/TR 13843: 2000 Water quality—guidance on validation of microbiological methods [R]. Geneva: ISO, 2000.

[29] McCrady M H. The numerical interpretation of fermentation-tube results [J]. Journal of Infectious Diseases, 1915, 17(1): 183 - 212.

[30] McCrady M H. Tables for rapid interpretation of fermentation-tube results [J]. Public Health Journal, 1918, 9: 201 - 220.

[31] Cochran W G. Estimation of bacterial densities by means of "the most probable number" [J]. Biometrics, 1950, 6(2): 105 - 116.

[32] Eisenhart C, Wilson P W. Statistical methods and control in bacteriology [J]. Bacteriological Reviews, 1943, 7(2): 57 - 137.

[33] Swaroop S. Numerical estimation of *B. coli* by dilution method [J]. Indian Journal of Medical Research, 1938, 26: 353 - 378.

[34] Swaroop S. The range of variation of the most probable number of organisms

estimated by the dilution method [J]. Indian Journal of Medical Research, 1951, 39: 107 - 134.

[35] Woodward R L. How probable is the most probable number? [J]. Journal of the American Waterworks Association, 1957,49(8): 1060 - 1068.

[36] de Man J C. The probability of most probable numbers [J]. European Journal of Applied Microbiology, 1975,1: 67 - 78.

[37] Tillett H E, Coleman R E. Estimated numbers of bacteria in samples from non-homogeneous batches of water [J]. Journal of Applied Bacteriology, 1985,59(4): 381 - 388.

[38] Tillett H E. Most probable numbers of organisms: revised tables for the multiple tube method [J]. Epidemiology and Infection, 1987,99: 471 - 476.

[39] International Organisation for Standardisation(ISO). ISO MPN calculation Excel programme [EB/OL]. [2017 - 01 - 09]. http://standards. iso. org/iso/7218.

[40] Tillett H E, Farrington C P. Inaccuracy of counts of organisms in water or other samples: effects of pre-dilution [J]. Letters in Applied Microbiology, 1991,13(3): 168 - 170.

[41] International Organisation for Standardisation(ISO). Guide to the expression of uncertainty in measurement [R]. Geneva: ISO, 1995.

[42] British Standards Institution(BSI). BS 8496: 2007 Water quality—enumeration of micro-organisms in water samples: guidance on the estimation of variation of results with particular reference to the contribution of uncertainty of measurement [S]. London: BSI, 2007.

[43] Lightfoot N F, Maier E A. Microbiological analysis of food and water: guidelines for quality assurance [M]. Amsterdam: Elsevier Science, 1998.

[44] Lightfoot N F, Tillett H E, Boyd P, et al. Duplicate split samples for internal quality control in routine water microbiology [J]. Letters in Applied Microbiology, 1994,19: 321 - 324.

[45] Eisenhart C, Wilson P W. Statistical methods and control in bacteriology [J]. Bacteriological Reviews, 1943,7: 57 - 137.

[46] Steerman R L. Statistical concepts in microbiology [J]. Bacteriological Reviews, 1955,19: 160 - 215.

[47] Tillett H E, Lightfoot N F. Quality control in environmental microbiology compared with chemistry: what is homogeneous and what is random? [J]. Water Science and Technology, 1995,31: 471 - 477.

[48] Royal Society of Chemistry Analytical Methods Committee. Technical brief AMCTB no. 16 proficiency testing: assessing z-scores in the longer term [R]. London: Royal Society of Chemistry, 2007.

[49] International Organisation for Standardisation (ISO). ISO 17994: 2014 Water quality—requirements for the comparison of the relative recovery of

microorganisms by two quantitative methods [S]. Geneva: ISO, 2014.

[50] British Standards Institution(BSI). BS EN ISO 16140 - 1: 2016 Microbiology of the food chain—method validation [S]. London:BSI, 2016.

[51] Standing Committee of Analysts. The microbiology of drinking water 2009—part 4—methods for the isolation and enumeration of coliform bacteria and *Escherichia coli* (including *E. coli* O157: H7) [R]. Nottingham: Environment Agency, 2009.

[52] Miles A A, Misra S S, Irwin J O. The estimation of the bactericidal power of the blood [J]. Journal of Hygiene (London), 1938,38(6): 732 - 749.

[53] Eccles J P, Searle R, Holt D, et al. A comparison of methods used to enumerate *E. coli* in conventionally treated sewage sludge [J]. Journal of Applied Microbiology, 2004,96: 375 - 383.

[54] UK Water Industry Research (UKWIR). A survey of *E. coli* in UK sludges (1999): Report ref. no. 99/SL/06/3[R]. Oxford: UK WIR, 1999.

[55] Lucena F, Blanch A R, Jofre J. Horizontal standards on hygienic microbiological parameters for implementation of EU Directives on sludge, soil and treated biowastes [R]. Brussels: European Committee for Standardization, 2008.

[56] Thompson K C. *E. coli* sludge trial of the colilert method: an inter-laboratory trial using commercial reference materials [J]. Rotherham: ALcontrol Laboratories, 2003.

[57] Tillett H E, Wright A E, Eaton S. Water quality control trials: statistical tables for direct comparison between membrane filtration bacterial counts and multiple tube methods with a description of the bacteriological method [J]. Epidemiology & Infection, 1988,101(2): 361 - 366.

（平行样）后一半样本计数的（未观察到的）95％置信区间与前一半样本的观察计数

前半部分样品观察计数	后半部分样品未观察计数（95％置信区间）	前半部分样品观察计数	后半部分样品未观察计数（95％置信区间）
0	0～5	22	10～38
1	0～7	23	11～39
2	0～9	24	12～40
3	0～11	25	13～41
4	0～12	26	13～43
5	0～14	27	14～44
6	1～16	28	15～45
7	1～17	29	16～47
8	2～19	30	16～48
9	2～20	31	17～49
10	3～22	32	18～50
11	3～23	33	19～52
12	4～24	34	19～53
13	5～26	35	20～54
14	5～27	36	21～55
15	6～28	37	22～56
16	6～30	38	22～58
17	7～31	39	23～59
18	8～32	40	24～60
19	8～34	41	25～61
20	9～35	42	26～63
21	10～36	43	26～64

（续表）

前半部分样品 观察计数	后半部分样品 未观察计数 （95%置信区间）	前半部分样品 观察计数	后半部分样品 未观察计数 （95%置信区间）
44	27～65	80	57～107
45	28～66	81	58～108
46	29～67	82	58～110
47	29～69	83	59～111
48	30～70	84	60～112
49	31～71	85	61～113
50	32～72	86	62～114
51	33～73	87	63～115
52	33～75	88	63～117
53	34～76	89	64～118
54	35～77	90	65～119
55	36～78	91	66～120
56	37～79	92	67～121
57	38～80	93	68～122
58	38～82	94	69～123
59	39～83	95	69～125
60	40～84	96	70～126
61	41～85	97	71～127
62	42～86	98	71～128
63	42～88	99	73～129
64	43～89	100	74～130
65	44～90	101	75～131
66	45～91	102	75～133
67	46～92	103	76～134
68	47～93	104	77～135
69	47～95	105	78～136
70	48～96	106	79～137
71	49～97	107	80～138
72	50～98	108	81～139
73	51～99	109	82～140
74	52～100	110	82～142
75	52～102	111	83～143
76	53～103	112	84～144
77	54～104	113	85～145
78	55～105	114	86～146
79	56～106	115	87～147

（续表）

前半部分样品 观察计数	后半部分样品 未观察计数 （95％置信区间）	前半部分样品 观察计数	后半部分样品 未观察计数 （95％置信区间）
116	88～148	152	119～189
117	88～149	153	120～190
118	89～151	154	121～191
119	90～152	155	122～192
120	91～153	156	123～193
121	92～154	157	124～194
122	93～155	158	125～195
123	94～156	159	125～196
124	95～157	160	126～198
125	95～159	161	127～199
126	96～160	162	128～200
127	97～161	163	129～201
128	98～162	164	130～202
129	99～163	165	131～203
130	100～164	166	132～204
131	101～165	167	133～205
132	102～166	168	134～206
133	102～167	169	134～208
134	103～169	170	135～209
135	104～170	171	136～210
136	105～171	172	137～211
137	106～172	173	138～212
138	107～173	174	139～213
139	108～174	175	140～214
140	109～175	176	141～215
141	110～176	177	142～216
142	110～178	178	142～217
143	111～179	179	143～219
144	112～180	180	144～220
145	113～181	181	145～221
146	114～182	182	146～222
147	115～183	183	147～223
148	116～184	184	148～224
149	117～185	185	149～225
150	118～186	186	150～226
151	118～188	187	151～227

(续表)

前半部分样品 观察计数	后半部分样品 未观察计数 （95%置信区间）	前半部分样品 观察计数	后半部分样品 未观察计数 （95%置信区间）
188	151～229	224	184～268
189	152～230	225	185～269
190	153～231	226	186～270
191	154～232	227	187～271
192	155～233	228	188～272
193	156～234	229	188～273
194	157～235	230	189～275
195	158～236	231	190～276
196	159～237	232	191～277
197	160～238	233	192～278
198	160～239	234	193～279
199	161～241	235	194～280
200	162～242	236	195～281
201	163～243	237	196～282
202	164～244	238	197～283
203	165～245	239	198～284
204	166～246	240	199～285
205	167～247	241	199～287
206	168～248	242	200～288
207	169～249	243	201～289
208	169～250	244	202～290
209	170～252	245	203～291
210	171～253	246	204～292
211	172～254	247	205～293
212	173～255	248	206～294
213	174～256	249	207～295
214	175～257	250	208～296
215	176～258	251	209～297
216	177～259	252	209～298
217	178～260	253	210～300
218	179～261	254	211～301
219	179～263	255	212～302
220	180～264	256	213～303
221	181～265	257	214～304
222	182～266	258	215～305
223	183～267	259	216～306

（续表）

前半部分样品观察计数	后半部分样品未观察计数（95%置信区间）	前半部分样品观察计数	后半部分样品未观察计数（95%置信区间）
260	217～307	281	236～330
261	218～308	282	237～331
262	219～309	283	238～332
263	219～310	284	239～333
264	220～312	285	240～334
265	221～313	286	241～335
266	222～314	287	241～336
267	223～315	288	242～338
268	224～316	289	243～339
269	225～317	290	244～340
270	226～318	291	245～341
271	227～319	292	246～342
272	228～320	293	247～343
273	229～321	294	248～344
274	230～322	295	249～345
275	230～323	296	250～346
276	231～325	297	251～347
277	232～326	298	252～348
278	233～327	299	253～349
279	234～328	300	253～350
280	235～329		

微生物培养基质量控制

附录 B 给出了可以用来测试培养基的参考菌株的示例(参见词汇表中的全名)以及预期的反应。这并不是所有潜在培养基的综合列表。该表应与现有方法文件中给出的控制生物体的参考文献一起使用。这些和其他培养基的替代品应在使用前进行测试和验证。当显示出持续给出适当反应时,它们是可以接受的。

培养基	世界微生物数据中心参考菌株和英国国家典型菌种保藏中心同效)	反应
MLSB/MLSA	大肠埃希氏菌 00090(9001)	生长,37℃和44℃下黄色菌落或者肉汤发酵;
	肺炎克雷伯菌 00097(9633)	生长,37℃和44℃下黄色菌落或者肉汤发酵;
	绿脓假单胞菌 00024(10322)	生长,37℃和44℃下粉红色菌落(中心黑色)或者肉汤发酵
MLGA	大肠埃希氏菌 00090(9001)	生长,37℃和44℃下绿色菌落;
	肺炎克雷伯菌 00097(9633)	生长,37℃和44℃下黄色菌落;
	绿脓假单胞菌 00024(10322)	生长,37℃和44℃下粉红色菌落(中心黑色)
Colilert	大肠埃希氏菌 00090(9001)	37℃下黄色且有荧光;
	肺炎克雷伯菌 00097(9633)	37℃下黄色;
	绿脓假单胞菌 00024(10322)	无色

（续表）

培养基	世界微生物数据中心参考菌株和英国国家典型菌种保藏中心同效）	反应
MEA	粪肠球菌 00009(775) 大肠埃希氏菌 00090(9001)	37℃和 44℃下洋红色菌落； 不生长
Enterolert-DW	屎肠球菌 00010(7171) 黏质沙雷菌(10211)	41℃下绿色； 蓝色
TSCA	产气荚膜梭菌 00007(8237) 大肠埃希氏菌 00090(9001)	生长,37℃和 44℃下厌氧培养,黑色或者无色菌落； 不生长
TCA	产气荚膜梭菌 00007(8237) 大肠埃希氏菌 00090(9001)	生长,37℃和 44℃下厌氧培养,无色菌落； 不生长
YEA	大肠埃希氏菌 00090(9001) 滕黄微球菌 00111(2665)	稀释悬浊液在 22 和 37℃有菌落生长；
PSA	绿脓假单胞菌 00024(10322) 大肠埃希氏菌 00090(9001)	生长,37℃下培养绿色荧光菌落； 不生长
Pseudomonas CN	绿脓假单胞菌 00024(10322) 大肠埃希氏菌 00090(9001)	生长,37℃下培养绿色荧光菌落； 不生长
Pseudalert	绿脓假单胞菌 00024(10322) 荧光假单胞菌 00115(10038) 大肠埃希氏菌 00013(12241)	38℃,阳性孔/管在紫外下有蓝色荧光； 无蓝色荧光； 无蓝色荧光
LPW	大肠埃希氏菌 NCTC 09001 绿脓假单胞菌 NCTC 10322	生长,37℃和 44℃下黄色肉汤； 生长,37℃和 44℃下粉红色肉汤
TBXA	大肠埃希氏菌 00090(9001) 肺炎克雷伯菌 00097(9633)	生长,37℃和 44℃下蓝色菌落； 生长,37℃和 44℃下无色菌落
TW	大肠埃希氏菌 00090(9001) 肺炎克雷伯菌 00206	生长,37℃和 44℃下产生吲哚； 生长,37℃和 44℃下不产生吲哚
TNA	大肠埃希氏菌 00090(9001) 肺炎克雷伯菌 00206 绿脓假单胞菌(10322)	生长,β-半乳糖苷酶（ONPG 药片）,37℃和 44℃下产生吲哚； 生长,β-半乳糖苷酶（ONPG 药片）,37℃和 44℃下不产生吲哚； 生长,不产生 β-半乳糖苷酶（ONPG 药片）,37℃和 44℃下不产生吲哚
KAAA	粪肠球菌 00009(775) 大肠埃希氏菌 00090(9001)	将滤膜转移至 44℃ 4 h,水解七叶苷,可以生长,44℃复发酵 18 h 水解七叶苷； 将滤膜转移至 44℃ 4 h,不水解七叶苷,不生长,44℃复发酵 18 h 不水解七叶苷

（续表）

培养基	世界微生物数据中心参考菌株和英国国家典型菌种保藏中心同效)	反应
BAA	粪肠球菌 00009(775)	将滤膜转移至 44 ℃ 4 h,分解七叶苷,可以生长,44 ℃复发酵 18 h 分解七叶苷;
	大肠埃希氏菌 00090(9001)	将滤膜转移至 44 ℃ 4 h,不分解七叶苷,不生长,44 ℃复发酵 18 h 不分解七叶苷
牛奶琼脂	绿脓假单胞菌(10322)	37 ℃ 下培养 24 h,生长,分解七叶苷;
	大肠埃希氏菌 00090(9001)	培养 24 h,生长,但是不分解七叶苷
1 ：10 邻二氮杂菲	绿脓假单胞菌(10322)	37 ℃下培养 24 小时,纸片周围有绿脓假单胞菌生长;
	荧光假单胞菌 00115(10038)	37 ℃下培养 24 小时,纸片周围有抑菌圈
BPW	肠炎沙门菌 00030(12694)	36 ℃下生长 18 h
亮绿琼脂	肠炎沙门菌 00030(12694)	平滑的红色菌落;
	大肠埃希氏菌 00013(12241)	黄色菌落;
	绿脓假单胞菌 00025(12903)	有褶皱的小菌落
Rapapports broth	肠炎沙门菌 00030(12694)	41.5 ℃下培养 24 h,生长(浑浊);
	大肠埃希氏菌 00013(12241)	不生长;
	绿脓假单胞菌 00025(12903)	不生长
XLDA	肠炎沙门菌 00030(12694)	37 ℃下培养 24 h,黑色菌落
	大肠埃希氏菌 00013(12241)	37 ℃下培养 24 h,黄色菌落
	绿脓假单胞菌 00025(12903)	37 ℃下培养 24 h,红色或者黄色菌落(灰色或黑色中心)
Preston broth	空肠弯曲杆菌 00156(11322)	CCDA 培养基生长良好,典型菌落;
	大肠埃希氏菌 00013(12241)	CCDA 培养基不生长
Bolton broth	空肠弯曲杆菌 00156(11322)	CCDA 培养基生长良好,典型菌落;
	大肠埃希氏菌 00013(12241)	CCDA 培养基不生长
CCDA	空肠弯曲杆菌 00156(11322)	生长良好,典型菌落;
	大肠埃希氏菌 00013(12241)	不生长
Vogel Johnson agar	金黄色葡萄球菌 00032(10788)	黑色或灰色菌落;
	大肠埃希氏菌 00013(12241)	不生长
Ampicillin dextrin agar	嗜水气单胞菌 00063(8049)	30 ℃下培养 24 h,生长良好,黄色/黄色菌落带绿色边缘;
	大肠埃希氏菌 00013(12241)	不生长或者生长较差
Shread's medium	嗜水气单胞菌 00063(8049)	30 ℃下培养 24 h,淡橘色菌落;
	大肠埃希氏菌 00013(12241)	发酵木糖,产生红色菌落

（续表）

培养基	世界微生物数据中心参考菌株和英国国家典型菌种保藏中心同效）	反应
Ryan's medium	嗜水气单胞菌 00063（8049）	30 ℃下培养 24 h，黄色/黄色菌落带绿色边缘；
	大肠埃希氏菌 00013（12241）	不生长
TCBS	副溶血弧菌 00185 弗尼斯弧菌 00186 大肠埃希氏菌 00013（12241）	绿色菌落； 黄色菌落； 被抑制，不生长

附录 C

彩　图

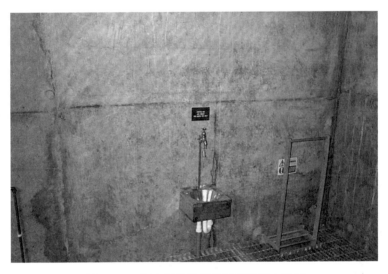

图 10-1　标有相关标识的固定采样点示例

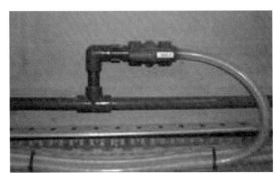
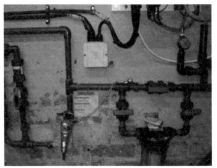

图 12-1 点位错误的采样管路和水龙头示例(未提供专用水龙头)

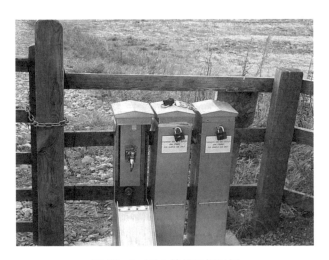

图 12-2 可上锁样品柜示例

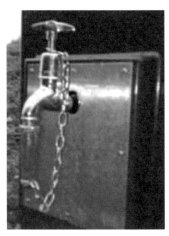

图 12-3 Harris 型水龙头示例

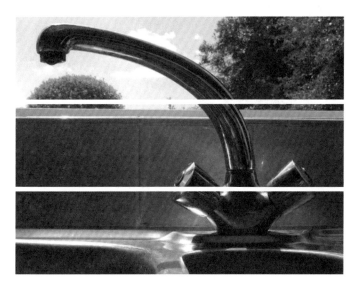

图 12‐4　混合式水龙头示例

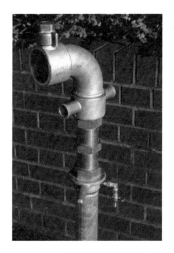

图 12　5　组合式公用水管示例

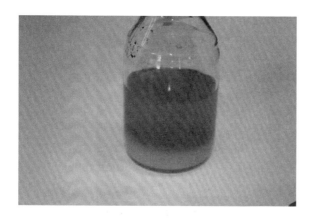

图 17‑1 一瓶底部出现琼脂浓缩（白色层）的培养基

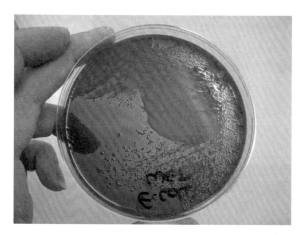

图 17‑2 在麦康凯（MacConkey）琼脂上因培养基未能烘干而出现菌落在琼脂表面蔓延

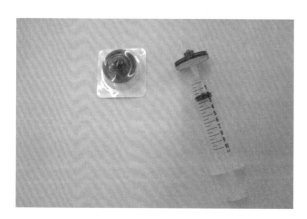

图 17‑3 注射器式过滤器

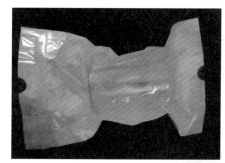
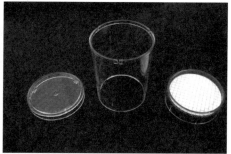
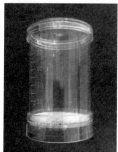

图 17‑4　一次性塑料过滤装置

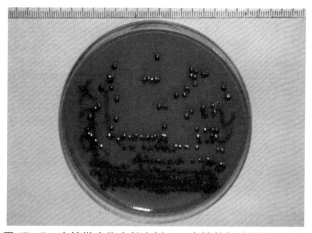

图 17‑5　定性微生物生长实例——木糖赖氨酸脱氧胆酸盐
（XLD）琼脂上的沙门菌（评分为 2 分）

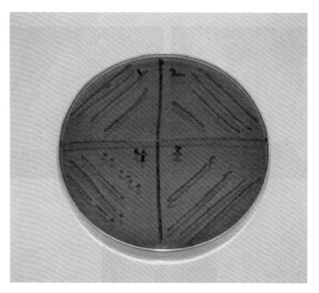

图 17-6　微生物生长的半定量性能测试示例——麦康凯（MacConkey）琼脂上的大肠埃希氏菌（评分为 16分）

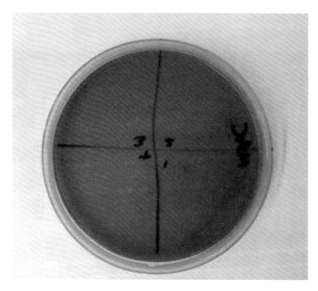

图 17-7　微生物生长的半定量性能测试示例——麦康凯（MacConkey）琼脂上的大肠埃希氏菌（评分为 2分）

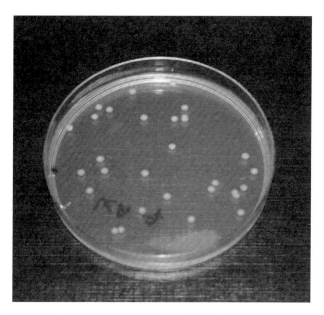

图 17‑8　定量性能测试示例——在营养琼脂上生长并能够
　　　　直接计数的大肠埃希氏菌

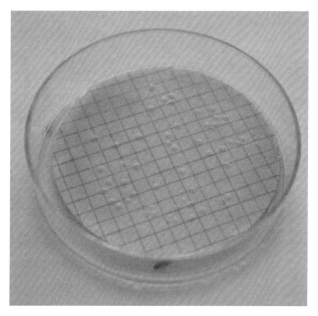

图 17‑9　通过膜滤法进行定量性能测试

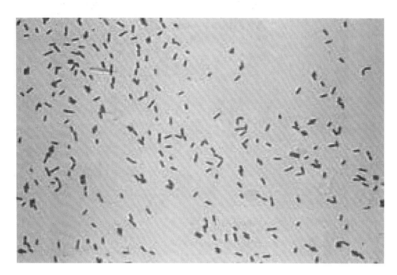

图 17 - 10　革兰氏染色后的大肠埃希氏菌（革兰氏阴性杆菌）

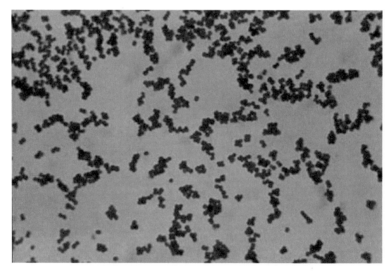

图 17 - 11　革兰氏染色后的金黄色葡萄球菌（革兰氏阳性球菌）